ESSAI

D'UROLOGIE CLINIQUE

DANS

L'ÉRYSIPÈLE

PAR

Louis-André MARSAT

Docteur en Médecine de la Faculté de Paris

PARIS

IMPRIMERIE DE LA FACULTÉ DE MÉDECINE

HENRI JOUVE

15, Rue Racine, 15

—

1894

ESSAI

D'UROLOGIE CLINIQUE

DANS

L'ÉRYSIPÈLE

PAR

Louis-André MARSAT

Docteur en Médecine de la Faculté de Paris

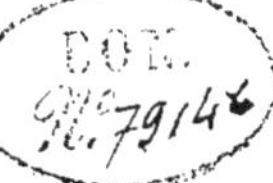

PARIS

IMPRIMERIE DE LA FACULTÉ DE MÉDECINE
HENRI JOUVE
15, Rue Racine, 15

—

1894

A MON PÈRE ET A MA MÈRE

A MONSIEUR ERNEST THIRION

Professeur de rhétorique au lycée de Rennes.

En témoignage de ma profonde
reconnaissance.

A MES PARENTS ET AMIS

A MONSIEUR LE DOCTEUR H. ROGER

Professeur agrégé à la Faculté de médecine,
Médecin des Hôpitaux.

MONSIEUR LE PROFESSEUR LABOULBÈNE

Médecin honoraire des Hôpitaux
Président de l'Académie de Médecine
Officier de la Légion d'Honneur.

ESSAI D'UROLOGIE CLINIQUE

DANS L'ÉRYSIPÈLE

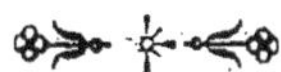

INTRODUCTION

L'urologie a été de tout temps en grande vogue :
Avant que la médecine se fut élevée à la hauteur d'une
science, nous voyons que l'analyse des urines était
pratiquée par des empiriques et des charlatans qui,
abusant de la crédulité publique, n'ont pas peu con-
tribué à faire tomber cet examen dans le discrédit.

Peu à peu cependant ces pratiques disparurent, et
l'urologie reprenant son véritable rang revint aux
mains des médecins. Le point de départ sérieux de

cette science date véritablement de la découverte de l'urée par Rouelle et des remarquables travaux publiés sur cette substance par Fourcroy et Vauquelin. Sans suivre pas à pas, depuis cette époque, les divers progrès de l'urologie, nous nous bornerons à dire que grâce aux importantes découvertes faites en chimie biologique dans la dernière partie de notre siècle, on est en partie arrivé à connaître dans leur constitution intime et dans leurs rapports, les divers éléments de l'urine normale et pathologique.

L'étude des propriétés de ces divers éléments, des réactions qui permettent de les déceler et de les doser, a été faite d'une manière aussi exacte que possible. Malheureusement, la plupart de ces recherches demandaient au début des manipulations variées, cliniquement impraticables. Grâce à des procédés plus récents, le médecin peut aujourd'hui, sans posséder une grande habitude des manipulations chimiques, examiner lui-même l'urine dont il importe de connaître la composition, et cela avec un assez grand nombre de procédés de dosage d'une exécution facile et d'une exactitude suffisante.

Ces procédés de dosage, que nous indiquerons chemin faisant, en traitant les divers éléments normaux et anormaux de l'urine dans l'érysipèle, ont fait que l'urologie clinique des maladies infectieuses aiguës a été dans ces dernières années l'objet de nombreux et importants travaux :

La remarquable thèse d'Albert Robin (1877) sur l'urologie clinique dans la fièvre typhoïde est la première en date. Dans ce travail, Robin s'attache à grouper les différents éléments de l'urine et il les étudie de façon à en tirer des signes importants pour la pathogénie, le diagnostic, le pronostic et la thérapeutique de la dothiénentérie.

Un travail d'ensemble sur l'urologie clinique dans l'érysipèle n'ayant point encore été fait, quelques-uns des points principaux ayant seulement été élucidés, nous avons songé à en faire l'objet de notre thèse inaugurale.

Nous passerons donc successivement en revue :

CHAPITRE Ier. — *Les caractères généraux des urines chez les érysipélateux.*

CHAPITRE II. — *L'urée.*

CHAPITRE III. — *Phosphates et chlorures dans l'érysipèle.*

CHAPITRE IV. — *Albumine et Indican.*

C'est M. le professeur agrégé Roger, médecin de l'Hôtel-Dieu, qui nous a donné l'idée première de cette étude.

Qu'il nous soit permis de lui exprimer ici toute notre reconnaissance pour le bienveillant accueil qu'il nous a fait dans son service, pour ses excellentes leçons, et pour l'intérêt constant qu'il nous a porté.

M. le professeur Laboulbène, qui a bien voulu

nous faire l'honneur d'accepter la présidence de cette thèse, a droit à toute notre gratitude.

Enfin, tous nos remerciements à notre excellent camarade et ami Riffé, interne du service, qui nous a toujours prêté son gracieux concours.

CHAPITRE PREMIER

Caractères généraux des urines chez les érysipélateux.

1° **Quantité.** — On sait que la quantité d'urine éliminée par l'homme sain, en 24 heures, est en moyenne de 1.200 à 1.400 centimètres cubes. Celle de la femme est de 1.000 à 1.100 centimètres cubes. Ces quantités varient habituellement avec les cas pathologiques. Dans les maladies infectieuses aiguës, Becquerel admettait une diminution considérable de la quantité, qui oscillait de 575 centimètres cubes à 926 centimètres cubes par vingt-quatre heures.

Pour d'autres auteurs, Hœpffner par exemple, la

quantité d'urine émise par vingt-quatre heures reste à peu près normale pendant la période d'état de ces mêmes maladies, tandis qu'au contraire elle augmente pendant la défervescence.

Entre ces deux opinions, la divergence est, comme on le voit, très grande, aussi nous sommes-nous tout particulièrement attaché, chez les érysipélateux, à déterminer exactement la totalité des urines éliminées pendant les vingt-quatre heures.

En consultant nos observations qui portent sur seize hommes et six femmes atteints d'érysipèle de la face et dont les urines des vingt-quatre heures ont été conservées depuis leur entrée à l'hôpital jusqu'à leur entière guérison, nous avons obtenu les résultats suivants :

Dans les seize observations prises à la salle des hommes, nous voyons qu'à leur entrée à l'hôpital la quantité d'urine émise par vingt-quatre heures est en moyenne de 5oo centimètres cubes à 9oo centimètres cubes. Chez tous les malades, au moment où s'établit la convalescence, nous constatons que la quantité d'urine augmente notablement. Chez cinq d'entre eux, la quantité dépasse deux litres; tous les autres sont au dessus de 1.5oo centimètres cubes.

Les six observations prises à la salle des femmes viennent corroborer en tout point les seize observations précédentes. En effet, elles nous présentent toutes une diminution notable de quantité pendant la période d'état de la maladie, et dès que la convalescence s'établit, la quantité d'urine augmente. De plus, chez certaines femmes, nous avons remarqué que la polyurie s'est accompagnée d'incontinence d'urine pendant quelques jours.

Nous conclurons donc que dans la période aiguë de l'érysipèle la quantité des urines est diminuée, et que cette quantité revient à la normale et le plus souvent même devient supérieure à la normale pendant la convalescence.

2° Densité. — La densité de l'urine chez les érysipélateux est aussi constante que le volume de l'urine éliminée par vingt-quatre heures.

A l'état normal, on sait que cette densité est en moyenne de 1.021 à 1.022, un peu plus faible en général chez la femme que chez l'homme.

Pendant la période d'état de l'érysipèle, alors que le volume de l'urine est souvent inférieur à la normale, nous avons noté une augmentation notable de la densité, par rapport à cette même densité prise pendant la convalescence.

En effet, dans un cas particulier, au début d'un érysipèle, nous avons vu cette densité atteindre 1.030. D'une façon générale, et dans dix-sept observations, la densité s'est maintenue entre 1,022 et 1.030 pour tomber à la fin de la maladie à 1.010, 1.015 et 1.017.

Nous nous sommes servis pour la détermination de la densité d'un densimètre à tige plate offrant des divisions espacées. Quoique n'étant pas absolument parfaits, ces instruments présentent une exactitude suffisante pour les essais cliniques.

3e Couleur. — La couleur des urines chez les érysipélateux nous a semblé présenter des caractères très
nets. Au début de l'affection, nous avons constaté chez
tous les malades soumis à notre observation une teinte
rouge acajou très prononcée ; cette coloration persiste
en général pendant plusieurs jours. Mais à mesure que
les symptômes de la maladie s'amendent, elle est rem-
placée par une coloration jaune feuille morte qui s'ac-
centue de plus en plus. Cette coloration rouge acajou
de l'urine a toujours coïncidé avec un poids spécifique
élevé.

4° Aspect. Consistance. — A la couleur de l'urine, on
doit rattacher l'étude de son aspect et de sa consistance.

Dans l'érysipèle, le liquide est le plus souvent trouble, louche et sale au début. Quelquefois assez claire
au moment de l'émission, l'urine perd rapidement sa
transparence, devient moins fluide et ne s'éclaircit nul-
lement par le repos. Ce trouble est en général uniforme.

L'urine ne redevient définitivement claire qu'à une
période assez avancée de la convalescence. Chez
certains malades qui ont présenté de la polyurie,
l'urine est incolore ou à peine colorée.

5° Odeur. — L'odeur de l'urine ne donne que des
renseignements peu nombreux et peu importants.
Nous avons remarqué cependant plusieurs fois qu'au
cours de l'érysipèle, l'urine avait une odeur herbacée et

fétide. Celle des malades atteints d'albuminurie présente en particulier une odeur fade et aigre extrêmement désagréable.

6ᵉ Réaction. — La réaction acide est la réaction normale de l'urine. Nous avons constaté cette acidité chez tous les malades que nous avons observés. Cependant, chez quatre de nos malades, nous avons constaté une acidité très faible ; chez une femme en particulier, nous avons trouvé une réaction alcaline pendant quatre jours. En recherchant la cause de cette alcalinite, nous nous sommes convaincus qu'elle devait être attribuée à ce que nous laissions s'écouler un temps trop long entre le moment de l'émission de l'urine et notre examen.

Dans le cas de nos cinq malades, en effet, l'urine s'était altérée. Il s'était développé une fermentation qui avait transformé l'urée en carbonate d'ammoniaque, d'où la réaction alcaline que nous constations.

CHAPITRE II

De l'Urée.

Depuis longtemps l'urée, élément essentiel et caractéristique de l'urine, a fixé l'attention des médecins. On l'a étudiée par tous ses côtés : ses caractères physiques et chimiques ont été notés avec un soin scrupuleux, son rôle physiologique et pathologique scruté dans ses moindres détails : —,on lui a toujours fait une large part dans les études biologiques où trop souvent sa personnalité marquante éclipsait les autres éléments.

Produit ultime de la désassimilation de nos tissus, dernier terme de l'oxydation des matières albuminoïdes, l'urée, devenue impropre à la nutrition, est éliminée comme produit excrémentitiel et c'est surtout dans l'urine qu'elle fait son apparition.

Les auteurs ne se sont pas toujours accordés sur la quantité d'urée éliminée en 24 heures, par l'homme adulte et à l'état sain. Ainsi Lecanu admet 3o grammes au maximum, Becquerel 17 gr. 5, Lehmann 32 gr., Bischoff 37 grammes, Smith 33 grammes, Neubauer de 25 à 32 grammes, Garrod 32 gr. 5.

Ces divergences tiennent évidemment aux différentes méthodes employées par ces auteurs ainsi qu'à l'influence de leurs pays. Les chiffres les plus élevés sont donnés par les savants anglais et allemands, chez qui l'alimentation animale est prépondérante, tandis que les chiffres les plus faibles sont donnés par les auteurs français qui ont examiné les urines d'hommes soumis à une alimentation mixte.

On admet aujourd'hui, avec M. le professeur Bouchard, que le chiffre moyen de la quantité d'urée éliminée en 24 heures par un adulte bien portant, de taille et de corpulence moyenne et soumis à un régime mixte, varie de 19 à 24 grammes.

M. Bouchard a vu tomber cette quantité a 13 grammes chez un homme sain, au repos absolu, à l'abstinence complète à l'exception des boissons pendant 24 heures. Ce dernier chiffre peut servir de terme de comparaison entre l'état morbide et l'état physiologique. Dans les maladies fébriles aiguës on s'est depuis longtemps attaché à déterminer les variations de l'urée et ses rapports avec la température.

Les premières recherches semblèrent prouver que l'urée diminue sous l'influence de la fièvre, et en 1854, Becquerel faisait de la diminution de ce principe un des caractères de l'urine fébrile.

Bientôt d'autres expérimentateurs vinrent affirmer que toujours l'urée et la température suivent une marche parallèle dans la fièvre. Moos montre que dans la fièvre typhoïde l'urée atteint 36 grammes par 24 heures, pendant le premier septénaire, 33 grammes pendant le deuxième, 25 grammes pendant le troisième, 22 grammes pendant le quatrième. Il fait ainsi un tableau dans lequel la décroissance suit assez régulièrement les abaissements de la température.

Brattler, allant plus loin, établit qu'on peut mesurer le chiffre de la température par celui de l'urée, ainsi 40 grammes d'urée sont l'équivalent de 40° de température.

Le problème est loin d'être aussi simple et une telle affirmation ne dénote qu'une foi robuste dans les chiffres.

En 1871, Charvot tente le premier de montrer que les théories précédentes généralement admises, étaient basées sur des erreurs d'observation et dans une des conclusions de sa thèse, il se prononce nettement contre les théories anciennes, pour lui en effet « il n'existe pas de rapport entre la température et la quantité d'urée excrétée en 24 heures ».

L'année suivante (1872), Hœpffner reprit la question et sembla concilier toutes les théories.

En 1876, M. le président Brouardel se prononça

contre le parallélisme entre l'élimination de l'urée et la température. Tout en admettant la diminution de l'urée dans certaines maladies fébriles, il en attribue la cause à des altérations du foie qu'il considère comme le lieu principal de formation de l'urée.

Albert Robin, dans sa thèse sur l'urologie de la fièvre typhoïde (1877), tire de ses nombreuses observations, qu'il n'y a aucun rapport entre la température et la quantité d'urée éliminée. « D'une manière générale, on peut dire que dans la fièvre typhoïde la quantité d'urée est d'autant moins élevée que les symptômes fébriles sont plus accusés, et qu'elle est d'autant plus élevée que la fièvre affecte une marche plus franchement inflammatoire. »

Un peu plus tard, Petit prétendait que quoique l'urée augmentât avec la fièvre dans la majorité des cas, on ne pouvaii cependant établir un rapport entre la proportion d'urée et la température.

Enfin M. Bouchard admet, et avec lui beaucoup d'auteurs actuels, qu'il y a une exagération de la sécrétion de l'urée dans le processus fébrile, non pas bien entendu en comparant ces chiffres à ceux qu'on observe chez l'homme sain, mais bien à la quantité d'urée que l'on constate chez les individus à jeun.

En somme, nous pouvons résumer les diverses opinions adoptées **sur** les variations de l'urée dans les maladies fébriles aiguës en trois principales :

Dans la première, on admet que pendant la période fébrile il y a une augmentation absolue de l'urée et que les deux courbes température et urée des 24 heures sont parallèles (Moos, Brattler, Desnos, Andral).

La deuxième théorie soutient qu'on ne peut établir aucun rapport entre l'élévation de température et l'augmentation de l'urée et qu'il y a presque toujours diminution de ce principe pendant la période fébrile (Charvot, Robin, Brouardel).

Enfin dans la troisième, on n'admet qu'une augmentation relative de l'urée pendant la période fébrile (Bouchard, Jaccoud, Dujardin-Beaumetz).

La recherehe de l'urée chez les érysipélateux nous a naturellement amené à aborder cette question si controversée de la variation de l'urée et de la température. L'érysipèle avec ses accès fébriles souvent assez intenses, mais le plus souvent aussi fugitifs, semble une maladie particulièrement favorable à cette étude : plus favorable assurément que les fièvres de longue durée où les conditions nous semblent trop complexes pour tirer des conclusions de quelque valeur.

D'après les observations que nous rapportons plus loin, on voit que chez la plupart des malades observés la quantité d'urée a relativement augmenté pendant la période d'état. Au moment de la défervescence, la quantité d'urée excrétée se rapproche sensiblement de la normale et la dépasse parfois pendant la convalescence.

Un aperçu rapide de la quantité moyenne d'urée éliminée aux diverses périodes de l'affection peut en rendre facilement compte :

Observation II. — La quantité moyenne d'urée excrétée pendant l'état aigu a été de 17 *grammes*.

Pendant la convalescence, cette quantité moyenne a été de 25 *grammes*.

Observation III. — La quantité moyenne d'urée excrétée pendant l'état aigu a été de 20 *grammes*.

La quantité moyenne d'urée excrétée pendant la convalescence a été de 27 *grammes*.

Observation IV. — La quantité moyenne d'urée excrétée pendant la période aiguë a été de 16 *grammes* 50.

La quantité moyenne d'urée excrétée pendant la convalescence a été de 23 *grammes*.

Observation V. — La quantité moyenne d'urée excrétée pendant l'état aigu a été de 15 *grammes*.

La quantité moyenne d'urée excrétée pendant la convalescence a été de 22 *grammes*.

Observation VI. — La quantité moyenne d'urée éliminée pendant l'état aigu a été de 15 *grammes*.

La quantité moyenne d'urée éliminée pendant la convalescence a été de 19 *grammes*.

Observation VIII. — La quantité moyenne d'urée excrétée pendant l'état aigu a été de 18 *grammes*.

La quantité moyenne d'urée excrétée pendant la convalescence a été de 23 *grammes*.

Observation X. — La quantité moyenne d'urée éliminée pendant l'état aigu a été de 19,897.

La quantité moyenne d'urée éliminée pendant la convalescence a été de 28,729.

Observation XI. — La quantité moyenne d'urée éliminée pendant l'état aigu a été de 17,734.

La quantité moyenne d'urée éliminée pendant la convalescence a été de 22 *grmmes*.

Toutefois nous avons observé et nous tenons à signaler que, chez trois de nos malades, la quantité d'urée excrétée s'est maintenue pendant toute la maladie relativement élevée. Ainsi dans l'observation I, la quantité moyenne d'urée éliminée pendant l'état aigu a été de 26 gr. 2 et pendant la convalescence de 26 gr. 9.

Dans l'observation VII, nous avons 21 gr. 949 pour la qnantité moyenne d'urée éliminée pendant la période aiguë et 25 gr. 928 pour la moyenne de la convalescence.

Enfin dans l'observation IX, nous avons 25 gr. 524 pour la quantité moyenne d'urée éliminée pendant l'état aigu et 29 gr.281 pour cette même quantité pendant la convalescence.

Dosage de l'urée. — L'urée a été dosée au moyen de l'hypobromite de soude, malgré toutes les critiques faites à ce réactif, nous l'avons préféré à cause de la facilité de son emploi et parce que des recherches antérieures nous avaient montré que l'erreur était assez légère et tout à fait négligeable en clinique.

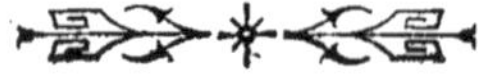

CHAPITRE III

Phosphates. Chlorures dans l'érysipèle.

On ne trouve pas dans les urines l'acide phosphorique à l'état de liberté ; cet acide s'y trouve à l'état de phosphates alcalins et de phosphates terreux. Dans les urines acides ce sont les phosphates acides qui dominent et en particulier le phosphate de soude, à qui on a attribué l'acidité de l'urine fraîche. Dans les urines alcalines l'acide phosphorique se trouve principalement à l'état de phosphate de chaux et de phosphate de magnésie.

Les auteurs ne s'accordent pas sur la quantité

d'acide phosphorique total éliminé dans l'urine des vingt-quatre heures ; néanmoins, si leurs estimations ne sont pas tout à fait concordantes, elles oscillent dans des limites assez restreintes. C'est ainsi que nous voyons Mosler indiquer 3 grammes pour la quantité d'acide phosphorique rendue en 24 heures ; Lehmann donne 3 gr. 8, Neubaüer 2 gr. 3, Aubert 2 gr. 8, Vogel 3 gr. 5, Robin 2 gr. 5 à 3 gr. D'après M. le professeur Bouchard la moyenne serait de 3 gr. 25 pour 24 heures et le maximum 5 grammes.

Depuis longtemps, on a remarqué que dans les maladies aiguës la désassimilation des phosphates se faisait parfois irrégulièrement et que cette irrégularité dersistait même quand les malades prenaient des aliments. C'est en effet ce que nous avons pu constater dans l'urine des érysipélateux, on peut voir dans les onze observations que nous rapportons que l'élimination des phosphates le plus souvent un peu diminuée pendant la période d'état, mais normale pendant la convalescence, présente brusquement une augmentation ou une diminution qu'il est difficile de rattacher à une cause précise. En général, cependant, ces décharges intermittentes d'acide phosphorique se produisent et sont surtout très manifestes quand l'urination reprend son cours.

Dans cette étude des phosphates, nous avons toujours recherché et considéré l'acide phosphorique total sans mettre à part les phosphates alcalins et les phosphates terreux, comme tous les auteurs ont cru devoir le faire. Nous n'avons point agi ainsi parce que nous contestions l'utilité de pareilles recherches, mais parce qu'elles nous semblent impossibles à exécuter dans une salle d'hôpital.

Pour déceler la présence de l'acide phosphorique dans l'urine, nous nous sommes servis de l'acétate d'urane. La méthode est basée sur deux faits :

1° L'acétate d'urane en présence d'un phosphate soluble forme un phosphate insoluble d'urane.

2° Tout sel soluble d'urane en présence de prussiate jaune de potasse donne une coloration brune extrêmement intense.

Si donc on verse dans une urine une solution d'acétate d'urane, tant que l'urane n'aura pas employé tout l'acide phosphorique des phosphates solubles, on pourra être assuré que tout l'urane employé est précipité à l'état de phosphate d'urane insoluble et l'on en aura la preuve en essayant une goutte d'urine par la prussiate jaune de potasse. On n'obtiendra pas cette coloration brune qui n'apparaît que quand l'urane a été versé en excès, c'est-à-dire quand tout l'acide phosphorique des phosphates a été transformé en phosphate d'urane.

On trouvera dans les manuels cliniques de l'analyse des urines tous les détails techniques nécessaires au dosage des phosphates : détails qu'il nous semble superflu de relater ici.

Chlorures. — Nous avons vu dans le paragraphe précédent que l'acide phosphorique n'existait pas à l'état libre dans les urines, il en est de même du chlore.

Dans l'urine, en effet, le chlore est combiné presque tout entier au sodium : c'est à peine si l'on trouve quelques traces de potassium et d'ammonium, en sorte que le résultat de nos dosages peut être évalué en chlorure de sodium. Les différences de méthodes employées pour faire le dosage de cette substance dans l'urine fait que les auteurs indiquent des chiffres notablement différents pour l'appréciation de la quantité de chlorures éliminée en 24 heures.

Hégar, dans de très nombreuses analyses sur les adultes, a trouvé qu'il était éliminé de 7 gr. 4 à 13 gr. de chlore par jour, soit en moyenne de 10 gr. de chlore en 24 heures, ce qui ferait 16 gr. 7 de chlorure de sodium.

D'après Bischoff, le chlore varie de 4 gr. 5 à 8 gr. 7, soit en moyenne 6 gr. 6, ce qui donne 11 gr. de chlorure de sodium. Béclard ne donne que 5 gr., Parkes 7 gr. 5, Robin et Verdeil donnent 9 gr. pour la somme des chlorures. Pour M. Bouchard, la quantité de chlore éliminée dans les 24 heures, chez l'homme sain et avec l'alimentation habituelle de notre pays, varie de 6 à 7 grammes, soit de 10 à 11 gr. 7 de chlorure de sodium.

Dans l'érysipèle, les chlorures diminuent très sensiblement pendant la période d'état, mais nous n'avons jamais observé une diminution aussi considérable que celle qui a été signalée dans certaines affections, la pneumonie par exemple. Primavera et Prudente ont signalé en effet dans cette maladie la disparition complète des chlorures, et prétendent que le plus souvent on n'en trouve que des traces.

Au moment où s'établit la convalescence les chlorures augmentent dans l'urine des érysipélateux et même dans quelques cas nous les avons vu dépasser le chiffre normal.

D'après les conseils de M. le professeur Roger, nous avons employé la méthode de Möhr pour le dosage des chlorures.

OBSERVATION I (personnelle).

Erysipèle de la face.

G... Léon, 23 ans, cordonnier, n° d'entrée 368. Entré à l'Hôtel-Dieu le 10 avril 1894, salle Saint-Benoît, lit n° 16.

Antécédents héréditaires. — A une tante très sujette aux érysipèles.

Antécédents personnels. — Accuse une fièvre typhoïde étant enfant.

Début de la maladie. — Le 8 avril le malade s'aperçut que son nez et son front étaient rouges, gonflés et douloureux à la pression. Le 9, toute la face est prise, le malade a des frissons, des vomissements, de la céphalalgie.

Etat actuel. — Le 11 avril, la face est rouge, œdémateuse, la rougeur est limitée à la partie moyenne du front par un bourrelet saillant, s'étendant de l'extrémité externe d'un sourcil à l'autre sourcil. Sur les joues, ce bourrelet suit une légère courbe occupant la partie moyenne des joues.

M.   4

Les ganglions sous-maxillaires sont pris.
Rien à signaler aux divers appareils.

Examen des urines :

12 *avril.* — T . . . . 38°, 39°   Urée 22.139
              Urine   800   Phosphates.   2 462
              Couleur . . rouge acaj.   Chlorures . . 5.398
              Densité .   1027   Albumine . . Néant
              Réaction.   acide   Indican . . . .   —

13 *avril.* — T . . . . . . 37°, 37°2   Urée 27.742
              Urine. . .   1050   Phosphates.   4.677
              Couleur . . rouge acaj.   Chlorures . . 6.283
              Densité . .   1023   Albumine . . Néant
              Réaction.   acide   Indican . . . .   —

14 *avril.* — T . . . . . . 36°2, 36°3   Urée 30.982
              Urine   1300   Phosphates.   5 122
              Couleur . . rouge acaj.   Chlorures . . 7.442
              Densité . .   1023   Albumine . . Néant
              Réaction.   acide   Indican . . . .   —

15 *avril.* — T . . . . . . 36°, 36°1   Urée 20.806
              Urine . . . ,   1100   Phosphates.   2.860
              Couleur . . jaune rouge   Chlorures . . 7.622
              Densité . .   1020   Albumine . . Néant
              Réaction.   acide   Indican . . . .   —

16 *avril.* — Le malade est très amélioré.
              T . . . . . . 36°, 36°2   Urée 29.308
              Urine   2000   Phosphates.   4.413
              Couleur . .   jaune   Chlorures . . 9.373
              Densité . .   1015   Albumine . . Néant
              Réaction.   acide   Indican . . . .   —

17 avril. — T	36°, 36°5	Urée......	27.742
Urine....	2200	Phosphates.	3.767
Couleur..	jaune	Chlorures..	12.576
Densité..	1015	Albumine ..	Néant
Réaction.	acide	Indican....	—

18 avril. — Urine....	1500	Urée......	26.481
Couleur..	jaune	Phosphates.	3.331
Densité..	1015	Chlorures..	9.965
Réaction.	acide	Albumine ..	Néant
		Indican....	—

19 avril. — Urine....	1800	Urée......	25.581
Couleur..	jaune	Phosphates.	4.255
Densité..	1015	Chlorures..	12.213
Réaction.	acide	Albumine ..	Néant
		Indican....	—

20 avril. — Urine....	1700	Urée.... .	27.868
Couleur..	jaune	Phosphates.	4.197
Densité..	1015	Chlorures..	11.472
Réaction.	acide	Albumine..	Néant
		Indican....	—

Le malade est guéri de son érysipèle.

OBSERVATION II (personnelle).

Erysipèle de la face.

B... Léon, 32 ans, garçon, n° d'entrée 458. Entré à l'Hôtel-Dieu le 29 avril 1894, salle St-Bernard, au lit n° 35.

Antécédents héréditaires. — Sa mère est morte d'une maladie de foie.

Antécédents personnels. — A eu son premier érysipèle à l'âge de 15 ans.

Début de la maladie. — Le 24 avril, le malade a été pris de frissons, d'une céphalalgie intense, mais il continua à travailler jusqu'à son entrée à l'hôpital.

Etat actuel. — On constate une rougeur sur la partie droite du nez, rougeur qui s'étend à la joue, au front et à toute la partie gauche de la face.

Rien à signaler aux divers appareils.

Examen des urines :

30 *avril.* — Le malade a eu des vomissements dans la matinée, son haleine est très fétide.

T........	39°, 39°5	Urée......	16.396
Urine....	650 gr.	Phosphates .	2.942
Couleur..	rouge acaj.	Chlorures ..	3.781
Densité..	1030	Albumine ..	Néant
Réaction..	acide	Indican	—

1er *mai.* —

T........	37°, 38°2	Urée	14 559
Urine....	800 gr.	Phosphates .	1.695
Couleur..	rouge acaj.	Chlorures ..	4.823
Densité..	1027	Albumine ...	Néant
Réaction.	acide	Indican	—

2 *mai.* —

T........	37°3, 37°4	Urée	18.967
Urine...	1000 gr.	Phosphates.	2.506
Couleur .	jaune rouge	Chlorures ..	6.232
Densité..	1027	Albumine...	Néant
Réaction .	acide	Indican	—

3 *mai.* — T....... 36°2, 37°2   Urée...... 18 265
       Urine... 1300   Phosphates. 2.408
       Couleur.. jaune rouge   Chlorures.. 7.425
       Densité.. 1027   Albumine.. Néant
       Réaction. acide   Indican.... —

4 *mai.* — Le malade est très amélioré, les oreilles sont seules prises.
       T....... 36°2, 27°   Urée...... 17.686
       Urine... 1200   Phosphates. 2.960
       Couleur.. jaune rouge   Chlorures.. 9.903
       Densité.. 1025   Albumine.. Néant
       Réaction. acide   Indican.... —

5 *mai.* — T....... 36°2   Urée...... 20.885
       Urine... 1700   Phosphates. 6.366
       Couleur.. jaune   Chlorures.. 9.185
       Densité.. 1020   Albumine.. Néant
       Réaction. acide   Indican.... —

6 *mai.* — T....... 36°   Urée...... 30.118
       Urine... 1500   Phosphates. 3.751
       Couleur.. jaune   Chlorures.. 10.476
       Densité.. 1020   Albumine.. Néant
       Réaction. acide   Indican.... —

7 *mai.* — Urine... 2000 gr.   Urée...... 30.744
       Couleur. jaune   Phosphates. 4.443
       Densité.. 1015   Chlorures.. 13.876
       Réaction. acide   Albumine.. Néant
                  Indican.... —

8 *mai.* —	Urine....	1800	Urée......	25.726
	Couleur..	jaune	Phosphates.	3.965
	Densité..	1015	Chlorures..	11.558
	Réaction.	acide	Albumine...	Néant
			Indican	—
9 *mai.* —	Urine ...	1600	Urée......	21.528
	Couleur..	jaune	Phosphates.	3.990
	Densité..	1015	Chlorures..	11.912
	Réaction.	acide	Albumine..	Néant
			Indican ...	—

10 *mai.* — Le malade est guéri et sort de l'hôpital.

OBSERVATION III (personnelle).

Erysipèle de la face.

G... (Edmond), 23 ans, garçon boucher, n° d'entrée 353.

Entré à l'Hôtel-Dieu le 8 avril 1894, salle Saint-Bernard, lit 21.

Antécédents héréditaires. — Nuls.

Antécédents personnels. — Le malade a eu la coqueluche et la rougeole dans son enfance. En avril 1893, il a contracté la syphilis.

Début de la maladie. — Le 5 avril le malade se plaint d'un malaise général, le soir il a des frissons et une céphalalgie intense. Le lendemain il s'aperçoit qu'il a le côté gauche du nez enflé, peu à peu la joue gauche et l'angle de la mâchoire se prennent.

Etat actuel. — On constate que toute la face est prise.

Le cuir chevelu est également envahi et douloureux à la pression.

Rien à signaler aux divers appareils.

Examen des urines :

9 avril. — T .... 39°, 39°1   Urée 18.669
Urine.... 500 gr.   Phosphates. 2.368
Couleur.. rouge acaj.   Chlorures.. 4.793
Densité. 1027   Albumine . Néant
Réaction. acide   Indican . .. —

10 avril. — T .... 38°5, 39°   Urée ...... 18 gr.
Urine.... 500   Phosphates. 2.537
Couleur.. rouge acaj.   Chlorures. 3 337
Densité.. 1027   Albumine .. Néant
Réaction. acide   Indican.... —

11 avril. — T .... 39°2, 39°2   Urée 16.632
Urine.... 600   Phosphates. 2.227
Couleur.. rouge acaj.   Chlorures.. 3.227
Densité.. 1027   Albumine .. Néant
Réaction. acide   Indican.... —

12 avril. — T .... 38°3, 39°   Urée 26.351
Urine.... 1100   Phosphates. 3.399
Couleur.. rouge acaj.   Chlorures .. 4 841
Densité.. 1025   Albumine... Néant
Réaction. acide   Indican .... —

13 avril. — Tout le cuir chevelu du malade est pris et douloureux à la pression.

T .... 37°2, 36°5   Urée 21.310
Urine.... 1300   Phosphates. 2.638
Couleur.. rouge acaj.   Chlorures.. 6.144
Densité.. 1025   Albumine .. Néant
Réaction. acide   Indican. .. —

14 avril. — T .... 35°, 35°2   Urée...... 27.237
         Urine.... 1800   Phosphates. 4.474
         Couleur.. rouge acaj.   Chlorures.. 7.976
         Densité.. 1020   Albumine... Néant
         Réaction. acide   Indican.... —

15 avril. — T .... 35°3, 35°2   Urée...... 24.589
         Urine,... 1500   Phosphates. 3.736
         Couleur.. jaune   Chlorures.. 5.717
         Densité.. 1020   Albumine... Néant
         Réaction. acide   Indican.... —

16 avril. — Le malade commence à desquamer.
         T .... 35°2, 35°3   Urée...... 27.742
         Urine.... 2200   Phosphates. 4.407
         Couleur.. jaune   Chlorures.. 8.503
         Densité.. 1015   Albumine... Néant
         Réaction. acide   Indican .... —

17 avril. — T ...... 35°, 35°5   Urée...... 31.933
         Urine.... 2250   Phosphates. 3.897
         Couleur.. jaune   Chlorures.. 12 584
         Densité.. 1015   Albumine... Néant
         Réaction. acide   Indican.... —

18 avril. — Urine.... 1900   Urée...... 28.750
         Couleur.. jaune   Phosphates. 3.938
         Densité.. 1015   Chlorures.. 10.743
         Réaction. acide   Albumine... Néant
             Indican .... —

19 avril. — Urine.... 2000 gr.   Urée...... 23.220
         Couleur.. jaune   Phosphates. 3.335
         Densité.. 1013   Chlorures.. 16.992
         Réaction. acide   Albumine... Néant
             Indican .... —

20 *avril.* — Urine....	2200	Urée......	25.742
Couleur..	jaune	Phosphates.	3.367
Densité..	1015	Chlorures..	16.354
Réaction.	acide	Albumine...	Néant
		Indican	—

21 *avril.* — Le malade est guéri de son érysipèle.

OBSERVATION IV (personnelle).

Erysipèle de la face.

R... Eugène, serrurier, 38 ans, n° d'entrée, 427.

Entre à l'Hôtel-Dieu le 24 avril 1894, salle Saint-Bernard, lit n° 10.

Antécédents héréditaires. — Nuls.

Antécédents personnels. — A un abcès dans l'oreille depuis 20 jours.

Début de la maladie. — Le 22 avril, le malade s'aperçoit à son réveil qu'il a une phlyctène derrière l'oreille et que son oreille est rouge et gonflée. Le 23 avril, la joue, l'œil et le front du côté droit se prennent.

Etat actuel. — Le malade a la joue droite rouge et tuméfiée, l'œil droit est fermé, à gauche, la joue est prise ainsi que le nez et le front.

Rien à signaler aux divers appareils.

Examen des urines :

25 avril. — T .... 39°2, 40°

Urine....	800 gr.	Urée	14.123
Couleur..	jaune rouge	Phosphates.	2.736
Densité..	1025	Chlorures..	4.221
Réaction.	acide	Albumine..	Traces
		Indican....	Néant

26 avril. — T .... 36°5, 39°

Le malade a tout le front pris ainsi que les deux yeux, malgré la défervescence.

Urine....	950 gr.	Urée	14.139
Couleur..	rouge acaj.	Phosphates.	2.927
Densité..	1025	Chlorures..	5.600
Réaction.	acide	Albumine..	Traces
		Indican....	Néant

27 avril. — Grande amélioration dans l'état du malade.

T	37°		
Urine....	1400 gr.	Urée......	19.418
Couleur..	jaune	Phosphates.	3.376
Densité..	1020	Chlorures..	4.6 0
Réaction.	acide	Albumine...	Traces
		Indican....	Néant

28 avril. — Urine.... 1250 | Urée 16.645

Urine....	1250	Urée	16.645
Couleur..	jaune	Phosphates.	3 527
Densité..	1023	Chlorures ..	5.640
Réaction.	acide	Albumine...	Traces
		Indican	Néant

29 *avril.* — Urine.... 1600 gr.   Urée 18.215
    Couleur.. jaune   Phosphates. 3.676
    Densité.. 1020   Chlorures.. 9.425
    Réaction. acide   Albumine.. Traces
        Indican ... Néant

30 *avril.* — Grande amélioration. Le malade présente quelques pétéchies.

    Urine.... 2500   Urée 25.372
    Couleur.. jaune   Phosphates. 3.921
    Densité.. 1015   Chlorures.. 12.328
    Réaction. acide   Albumine.. Traces
        Indican.... Néant

1er *mai.* — Urine.... 1900 gr.   Urée. 22.810
    Couleur.. jaune   Phosphates. 5.601
    Densité.. 1015   Chlorures.. 12 620
    Réaction. acide   Albumine.. Traces
        Indican.... Néant

2 *mai.* — Le malade n'a plus d'albumine dans ses urines.
    Urine.... 2000 gr.   Urée 20.248
    Couleur.. jaune   Phosphates. 3 821
    Densité.. 1015   Chlorures.. 13.328
    Réaction. acide   Albumine.. Néant
        Indican... —

3 *mai.* — Urine.... 2500   Urée 22.107
    Couleur.. jaune   Phosphates. 4.513
    Densité.. 1015   Chlorures.. 13.505
    Réaction. acide   Albumine.. Néant
        Indican ... —

4 *mai*. — Le malade a encore un peu de rougeur sur les joues et le front.

Urine.. .	1800	Urée.......	26.140
Couleur..	jaune	Phosphates.	4.475
Réaction.	acide	Chlorures..	13.505
Densité..	1015	Albumine..	Néant
		Indican....	—

5 *mai*. — Guérison.

OBSERVATION V (personnelle).

Erysipèle de la face.

B... Adrien, 31 ans, brasseur, n° d'entrée 449. Entré à l'Hôtel-Dieu le 27 avril 1894, salle Saint-Bernard, lit n° 15.

Antécédents héréditaires : nuls.

Antécédents personnels : a eu un érysipèle.

Début de la maladie. — Le 24 avril, le malade est pris de céphalalgie et s'aperçoit d'un léger gonflement dans l'angle interne de l'œil gauche. Le 25 avril, le malade a des vomissements et l'érysipèle envahit toute la face.

Etat actuel. — L'érysipèle a gagné toute la face, les deux joues, le nez et les oreilles sont très tuméfiés. On constate de l'adénite sous-maxillaire.

Rien à signaler du côté des divers appareils.

Examen des urines :

29 *avril.* — T .... 38°2, 39°   Urée 14.472
        Urine....   8co gr.   Phosphates.   1.994
        Couleur..   rouge acaj.   Chlorures..   4.600
        Densité .   1025   Albumine ..   Néant
        Réaction.   acide   Indican....   —

30 *avril.* — T .... 37°5, 39°4   Urée 13 988
        Urine....   900   Phosphates.   2.237
        Couleur..   rouge acaj.   Chlorures,.   4.744
        Densité..   1025   Albumine ..   Néant
        Réaction.   acide   Indican....   —

1er *mai.* — Le malade a pris un gramme de sulfate de quinine :

        T .... 37°, 36°5   Urée 13.480
        Urine....   800 gr.   Phosphates.   2.820
        Couleur..   rouge acaj.   Chlorures..   4.160
        Densité..   1023   Albumine ..   Néant
        Réaction.   acide   Indican ...   —

2 *mai.* — T .... 36°, 38°2   Urée 14.760
        Urine....   1.400 gr.   Phosphates.   3.420
        Couleur..   rouge acaj.   Chlorures..   6 692
        Densité .   1020   Albumine ..   Néant
        Réaction.   acide   Indican....   —

3 *mai.* — L'état du malade est amélioré :
        T .... 36°2, 37°3   Urée.. ... 19.230
        Urine....   1800   Phosphates.   5.632
        Couleur..   jaune   Chlorures..   9.372
        Densité..   1020   Albumine ..   Néant
        Réaction.   acide   Indican....   —

4 *mai.* — Urine.... 1700   Urée...... 19.230
     Couleur..   jaune   Phosphates.   4.227
     Densité..   1018   Chlorures..   8.204
     Réaction.   acide   Albumine ..   Néant
          Indican....   Evident

5 *mai.* — Le malade a la diarrhée depuis deux jours :
     Urine.... 2000 gr.   Urée...... 28.430
     Couleur..   jaune   Phosphates.   4.837
     Densité..   1017   Chlorures..   9.540
     Réaction.   acide   Albumine ..   Néant
          Indican....   Evident

6 *mai.* — Urine.... 2200   Urée...... 22.545
     Couleur..   jaune   Phosphates.   3.182
     Densité..   1015   Chlorures..   9.472
     Réaction.   acide   Albumine ..   Néant
          Indican....   Evident

7 *mai.* — Urine.... 1800   Urée...... 20.752
     Couleur..   jaune   Phosphates.   2.437
     Densité..   1015   Chlorures..   8.372
     Réaction.   acide   Albumine ..   Néant
          Indican....   Evident

8 *mai.* — Urine.... 2000 gr.   Urée...... 25.868
     Couleur..   jaune   Phosphates.   4.737
     Densité..   1015   Chlorures..   12.372
     Réaction.   acide   Albumine ..   Néant
          Indican....   Evident

9 *mai.* — Urine.... 1700 gr.   Urée...... 20.888
     Couleur..   jaune   Phosphates.   4.236
     Densité..   1017   Chlorures..   14.443
     Réaction.   acide   Albumine ..   Néant
          Indican....   Evident

10 *mai*. — Urine....	1600 gr.	Urée........	24.368
Couleur..	jaune	Phosphates.	4.546
Densité..	1017	Chlorures..	10.344
Réaction.	acide	Albumine ..	Néant
		Indican....	—

11 *mai*. — Urine....	1600	Urée......	26.484
Couleur..	jaune	Phosphates.	4.640
Densité..	1017	Chlorures..	9.412
Réaction.	acide	Albumine ..	Néant
		Indican....	—

12 *mai*. — Guérison.

OBSERVATION VI (personnelle).

Ch... Julie, 23 ans, couturière, n⁰ d'entrée 409.

Entre à l'Hôtel-Dieu le 20 avril 1894, salle Saint-Landry, lit n⁰ 12.

Antécédents héréditaires. — Nuls.

Antécédents personnels. — A eu un érysipèle soigné à l'Hôtel-Dieu, d'où elle est partie la semaine dernière.

Début de la maladie. - Le 19, la malade est prise de frissons, et s'aperçoit que son nez et ses lèvres sont enflés.

État actuel. — On constate que les deux joues, le nez et la lèvre supérieure sont très rouges et très gonflés La joue gauche et la partie gauche de la lèvre supérieure présente des phlyctènes. Il y a de plus de l'adénite sous-maxillaire. Du côté de l'appareil digestif, la langue est blanche, saburrale, la malade a de l'anorexie.

A l'auscultation du cœur on entend un souffle systolique, indice d'une insuffisance mitrale. La malade accuse également de la dyspnée d'effort.

Rien à l'appareil respiratoire.

Examen des urines.

22 avril. — T....... 38°, 39°2   Urée...... 14.123
     Urine.... 700   Phosphates. 1.436
     Couleur.. rouge acaj.   Chlorures.. 3.734
     Densité.. 1025   Albumine.. Néant
     Réaction. acide   Indican.... —

23 avril. — Le front et les deux paupières de la malade sont pris.
     T....... 38°2, 39°   Urée.... . 13.240
     Urine.... 650   Phosphates. 1.285
     Couleur.. rouge acaj.   Chlorures.. 3.620
     Densité.. 1027   Albumine.. Néant
     Réaction. acide   Indican... —

24 avril. — T. 35°, 36°. — Sur toute la pommette gauche, on remarque de nombreuses vésicules d'herpès ; il y en a aussi sur la partie externe de la paupière supérieure gauche.
     Urine.... 900   Urée...... 17.223
     Couleur.. rouge acaj.   Phosphates. 2.923
     Densité.. 1023   Chlorures.. 3.911
     Réaction. acide   Albumine.. Néant
        Indican.... —

25 avril. — Urine.... 1000   Urée...... 16.893
     Couleur.. jaune   Phosphates. 2.529
     Densité.. 1023   Chlorures.. 3.416
     Réaciton. acide   Albumine.. Néant
        Indican.... —

26 *avril*. — La malade a une nouvelle poussée d'herpès sur l'oreille.

Urine....	1150	Urée......	13.871
Couleur..	jaune	Phosphates.	1.787
Densité..	1025	Chlorures..	4.200
Réaction.	acide	Albumine..	Néant
		Indican....	—

27 *avril*. — Nouvelle poussée d'herpès à la partie externe de l'œil gauche.

Urine...	1300	Urée......	14.480
Couleur..	jaune	Phosphates.	2.137
Densité..	1018	Chlorures..	5.221
R action.	acide	Albumine ..	Néant
		Indican....	—

28 *avril*. — Urine....

Urine....	1600	Urée......	17.235
Couleur..	jaune	Phosphates.	2.522
Densité..	1020	Chlorures..	10.490
Réaction.	acide	Albumine ..	Néant
		Indican....	—

29 *avril*. — Urine....

Urine....	1400	Urée......	16.887
Couleur..	jaune	Phosphates.	2.205
Densité..	1017	Chlorures..	9.929
Réaction.	acide	Albumine ..	Néant
		Indican....	—

30 *avril*. — Urine....

Urine....	1800	Urée......	18.605
Couleur..	jaune	Phosphates.	6.756
Densité..	1017	Chlorures..	12.106
Réaction.	acide	Albumine ..	Néant
		Indican....	—

M.   6

1er *mai.* — Urine...

1er *mai.* — Urine...	1900	Urée......	20.753
Couleur..	jaune	Phosphates.	4.527
Densité..	1017	Chlorures..	13.452
Réaction.	acide	Albumine..	Néant
		Indican. ..	—

2 *mai* — La malade a eu une petite poussée à la zone droite mais est très améliorée.

Urine...	2000	Urée......	17 954
Couleur..	jaune	Phosphates.	3.291
Densité..	1015	Chlorures..	13.452
Réaction.	acide	Albumine..	Néant
		Indican....	—

3 *mai.* — Urine....	1700	Urée.	18.984
Couleur..	jaune	Phosphates.	4.527
Densité..	1015	Chlorures..	13.593
Réaction.	acide	Albumine..	Néant
		Indican....	—

4 *mai.* — Guérison.

OBSERVATION VII (personnelle).

Erysipèle de la face.

D... Narcisse, 33 ans, homme de peine, n° d'entrée 378. Entré à l Hôtel-Dieu le 13 avril 1894, salle Saint-Bernard, lit n° 4.

Antécédents héréditaires. — Sa mère, a eu beaucoup d'érysipèle dans sa jeunesse, mais elle n'en a plus depuis une vingtaine d'années.

Antécédents personnels. — Le malade accuse un érysipèle, il y a dix ans, qui fut léger, ne dura que huit jours et ne l'empêcha pas de continuer son travail.

Début de la maladie. — Le mercredi 11 avril, le malade fut pris de frissons, de céphalalgie, d'un malaise général, puis le gonflement de tout le nez se produisit. Ce gonflement envahit bientôt l'œil gauche, le sourcil et la joue gauches. Le jeudi 12 avril, toute la face est envahie.

Etat actuel. — Le samedi matin 14 avril, on constate que le malade a toute la face envahie, les yeux sont fermés, le front est également rouge. Le cuir chevelu est pris et douloureux à la pression.

Du côté de l'appareil digestif, on note un peu de constipation et pas d'appétit.

Rien de particulier aux autres appareils.

15 avril. — T	39°2, 40°	Urée......	20.245
Urine....	700 gr.	Phosphates.	2.530
Couleur..	rouge acaj.	Chlorures..	4.9786
Densité..	1028	Albumine ..	Traces
Réaction.	acide	Indican....	Néant
16 avril. — T	38°2, 39°5	Urée......	19.293
Urine....	900	Phosphates.	2.411
Couleur..	rouge acaj.	Chlorures..	6.779
Densité..	102	Albumine ..	Traces
Réaction.	acide	Indican....	Néant
17 avril. — T	37°4, 39°3	Urée......	22.698
Urine....	1000	Phosphates.	2.537
Couleur.	rouge acaj.	Chlorures..	7.664
Densité..	1022	Albumine ..	Traces
Réaction.	acide	Indican....	Néant

18 avril. — Le malade a pris un gramme de sulfate de quinine.

T.......	37ª2, 37°	Urée......	22.193
Urine....	1100	Phosphates.	2.257
Couleur..	rouge acaj.	Chlorures..	6.841
Densité..	1020	Albumine..	Traces
Réaction.	acide	Indican....	Néant

18 avril. —

T......	36°4	Urée......	25 220
Urine....	2 litres	Phosphates.	3.150
Couleur..	jaune	Chlorures..	9.788
Densité..	1013	Albumine..	Traces
Réaction.	acide	Indican....	Néant

19 avril. —

T.......	35°5	Urée......	32.786
Urine....	2 litres	Phosphates.	4.50
Couleur..	jaune	Chlorures..	12.620
Densité..	1015	Albumine..	Néant
Réaction.	acide	Indican....	—

21 avril. — Amélioration notable, il reste quelques squames le malade présente sur le dos de l'acné varioliforme. Il n'a plus d'albumine dans ses urines, depuis le 20, pas de fièvre.

Urine...	1800	Urée......	24.967
Couleur..	jaune	Phosphates.	3.50
Densité..	1017	Chlorures..	11.558
Réaction.	acide	Albumine..	Néant
		Indican....	—

22 avril. —

Urine....	1900	Urée......	23.959
Couleur..	jaune	Phosphates.	2.402
Densité..	1013	Chlorures..	6 406
Réaction.	acide	Albumine..	Néant
		Indican....	—

23 avril. — Le malade présente encore un peu de rougeur.

Urine ...	2.500	Urée......	22.00
Couleur..	jaune	Phosphates.	2 750
Densité..	1010	Chlorures..	7.542
Réaction.	acide	Albumine ..	Néant
		Indican....	—

Le malade est guéri de son érysipèle. Exeat le 26.

OBSERVATION VIII (personnelle).

Erysipèle de la face.

C... Gustave, 37 ans, journalier, n° d'entrée 372. Entré à l'Hôtel-Dieu le 11 avril 1894, salle Saint-Bernard, lit n° 36.

Antécédents héréditaires. — Nuls.

Antécédents personnels. — Le malade entre pour son onzième érysipèle Il a eu le premier érysipèle il y a quinze ans, il fut bénin. L'année suivante, il en eut un second. Il ne peut préciser les dates exactes auxquelles apparurent les autres. Il se rappelle seulement qu'ils se sont échelonnés jusqu'en 1892. Depuis deux ans, le malade n'en a pas eu.

Le plus intense a été le neuvième érysipèle, le malade fut soigné à Saint-Antoine.

Début de la maladie. — Le 10 avril au matin, le malade s'aperçut d'une rougeur siégeant en même temps au niveau de la racine du nez et des ganglions sous-maxillaires du côté gauche.

Etat actuel. — En ce moment, le nez, les deux joues, la région sous-maxillaire sont pris, mais la rougeur commence à

,diminuer. Toute la région parotidienne et temporale droite sont prises.

. . Rien à signaler aux divers appareils. Pas de fièvre.

Examen des urines :

12 *avril.* — Urine. . . . 800   Urée. 23.732
     Couleur. . jaune rouge   Phosphates. 2.991
     Densité. . 1027   Chlorures. . 3.808
     Réaction. acide   Albumine . . Néant
        Indican . . . . —

13 *avril.* — Urine. . . . 850   Urée. 16.562
     Couleur. . jaune rouge   Phosphates. 1.891
     Densité. . 1023   Chlorures. . 4.337
     Réaction. acide   Albumine . . Néant
        Indican . . . . —

14 *avril.* — Urine. . . . 1200   Urée. 15.132
     Couleur. . jaune   Phosphates. 1.991
     Densité 1018   Chlorures. . 5.398
     Réaction acide   Albumine . . Néant
        Indican . . . . —

15 *avril.* — Le malade est très amélioré :
     Urine. . . . 1250   Urée. 21.337
     Couleur. . jaune   Phosphates. 2.479
     Densité 1020   Chlorures. . 5.982
     Réaction. acide   Albumine . . Néant
        Indican . . . . —

16 *avril.* — Urine. . . . 1800   Urée. 24.867
     Couleur. . jaune   Phosphates. 4.108
     Densité. . 1017   Chlorures. . 8.372
     Réaction. acide   Albumine . . Néant
        Indican . . . . —

17 *avril.* — Le malade est guéri de son érysipèle.

OBSERVATION IX personnelle).

Erysipèle de la face.

G... Etienne, 49 ans, infirmier, n° d'entrée 366.
Entré à l'Hôtel-Dieu le 11 avril 1894, salle Saint-Bernard,
lit 12.

Antécédents héréditaires. — Nuls.

Antécédents personnels. — A eu la variole à 12 ans.

Début de la maladie. — Le 9 avril, au matin, le malade est
pris de frissons et s'aperçoit qu'il a en arrière de la branche
montante du maxillaire inférieur une région douloureuse,
gonflée et rouge. La rougeur n'est pas limitée par un bourrelet saillant.

Etat actuel. — A son entrée à l'hôpital, on constate un érysipèle limité aux parties indiquées plus haut.

L'examen des divers apparcils (appareil digestif-respiratoire)
est négatif.

L'examen du cœur permet d'entendre à la pointe un souffle
systolique.

L'examen des urines, pratiqué chaque jour, nous donne les
renseignements suivants :

12 *avril.* — T.........	35°6	Urée......	26
Urine.....	1300	Phosphates.	3.330
Couleur ...	rouge acaj.	Chlorures...	5 228
Densité....	1020	Albumine...	Néant
Réaction...	acide	Indican....	—

13 avril. — T........   35°   Urée......   24.887
          Urine.....   1700   Phosphate.   s 2.154
          Couleur...   jaune   Chlorures..   6.814
          Densité...   1017   Albumine...   Néant
          Réaction...   acide   Indican....   —

14 avril. — T........   35°5   Urée....... 25.735
          Urine.....   1400   Phosphates.   3.250
          Couleur...   jaune   Chlorures..   3.902
          Densité...   1020   Albumine...   Néant
          Réaction..   acide   Indican....   —

15 avril. — Grande amélioration.   Urée......   22.950
          T.......   normale.   Phosphates.   2.757
          Urine.....   1400   Chlorures..   6 898
          Couleur...   jaune   Albumine ..   Néant
          Densité...   1017   Indican....   —

16 avril. — T......   normale.   Urée'...... 25.220
          Urine.....   2 litres   Phosphates.   3.152
          Couleur...   jaune   Chlorures..   11 912
          Densité...   1015   Albumine..   Néant
          Réaction..   acide   Indican ....   —

17 avril. — T........   normale   Urée......   31.646
          Urine.....   2200   Phosphates.   5.678
          Couleur...   jaune   Chlorures.. 13.664
          Densité ...   1013   Albumine..   Néant
          Réaction..   acide   Indican....   —

18 avril. — T	.... normale	Urée......	19.293
	Urine..... 1700	Phosphates.	3.415
	Couleur... jaune	Chlorures..	6.832
	Densité ... 1015	Albumine ..	o
	Réaction.. acide	Indican....	o

Le malade sort, guéri de son érysipèle.

OBSERVATION X (personnelle).

M... Antoine, 20 ans, garçon, n° d'entrée 404. Entré à l'Hôtel-Dieu, le 19 avril 1894, salle Saint-Bernard, lit n° 1.

Antécédents héréditaires. — Nuls.

Antécédents personnels. — Nuls.

Début de la maladie. — Le 17 avril, le malade est pris d'une céphalalgie intense et de frissons.

Le 18, le malade s'aperçoit en se réveillant qu'il a le nez gonflé et rouge.

Etat actuel. — Le 19 avril, la rougeur est étendue à toute la face, surtout intense sur le nez et les deux joues, mais elle n'est pas limitée par un bourrelet saillant.

Rien à signaler aux divers appareils.

Examen des urines.

20 avril — T	.... 37°5, 38°4	Urée......	16.769
	Urine.... 700	Phosphates.	2.961
	Couleur . rouge acaj.	Chlorures..	3.982
	Densité .. 1027	Albumine..	Néant
	Réaction.. acide	Indican. ..	—

21 *avril*. — T . . . . . . 37º2, 38º   Urée. 24.589
            Urine   1300   Phosphates. 3.736
            Couleur . jaune rouge   Chlorures . . 6.141
            Densité . .   1020   Albumine . . Néant
            Réaction . .   acide   Indican . . . . —

22 *avril*. — T . . . . . . 37"4, 39º   Urée 22.698
            Urine   1200   Phosphates. 2.937
            Couleur . jaune rouge   Chlorures . 6.973
            Densité . .   1018   Albumine . . Néant
            Réaction . .   acide   Indican . . . . —

23 *avril*. — Le malade se plaint d'être constipé depuis quatre jours, on remarque une petite poussée nouvelle sur l'œil droit et l'oreille gauche.

            T . . . . . . 37º2, 38º2   Urée 21.310
            Urine   1300   Phosphates. 3.638
            Couleur . .   jaune   Chlorures . . 7.522
            Densité   1020   Albumine . . Néant
            Réaction .   acide   Indican . . . . —

22 *avril*. — T . . . . . . 38º, 38º5   Urée 14.123
            Urine   1500   Phosphates. 1.574
            Couleur . .   jaune   Chlorures . . 9.00
            Densité .   1020   Albumine . . . Néant
            Réaction .   acide   Indican . . . . —

25 *avril*. — Le malade a une nouvelle petite poussée sur l'œil gauche, mais est très amélioré

            T . . . . . . 37º5, 38º3   Urée 30.516
            Urine   2000   Phosphates. 3.145
            Couleur . .   jaune   Chlorures . . 9.466
            Densité . .   1015   Albumine . . . Néant
            Réaction .   acide   Indican . . . . —

26 avril. — T........ 37°, 39°   Urée...... 24.595
          Urine....   2.200   Phosphates. 3.632
          Couleur..   jaune   Chlorures.. 11.530
          Densité..   1013   Albumine :   Néant
          Réaction.   acide   Indican...   —

27 avril. — T....... 37°, 38°5   Urée...... 34.677
          Urine...   2500   Phosphates. 4.436
          Couleur..   jaune   Chlorures.. 7.675
          Densité..   1013   Albumine... Néant
          Réaction.   acide   Indican.... —

28 avril. — Le malade a une petite poussée sur le cuir chevelu.
          T....... 39°2, 37°2   Urée...... 25.220
          Urine....   1900   Phosphatse. 3.512
          Couleur..   jaune   Chlorures.. 12.542
          Densité..   1020   Albumine..   Néant
          Réaction.   acide   Indican...   —

29 avril. — Guérison.

OBSERVATION XI (personnelle).

Erysipèle de la face.

L... Désirée, 20 ans, domestique, n° d'entrée 407. Entrée à l'Hôtel-Dieu le 19 avril, salle Saint-Laurent, lit n° 10.

Antécédents héréditaires. — Nuls.

Antécédents personnels. — Nuls.

Début de la maladie. — Le 19 avril, la malade s'est aperçue à son réveil que l'aile gauche de son nez était gonflée. Dans la journée, ce gonflement s'est étendu aux deux joues. En même temps, la malade a eu quelques frissons.

Etat actuel. — Les deux joues sont gonflées, ainsi que le nez, les deux paupières inférieures et l'espace inter-sourcilier. Rien à signaler aux divers appareils.

Examen des urines :

21 avril. — T .... 39°2, 39°5 Urée....... 13.888
              Urine.... 500 Phosphates. 1.261
              Couleur.. rouge acaj. Chlorures.. 5.363
              Densité.. 1027 Albumine .. Néant
              Réaction. acide Indican.... —

22 avril. — La malade a le front également pris :
              T .... 38°2, 40° Urée...... 14.862
              Urine.... 550 Phosphates. 2.277
              Couleur.. rouge acaj. Chlorures.. 5.588
              Densité.. 1027 Albumine .. Néant
              Réaction. acide Indican.... —

23 avril — T .... 36°, 37°2 Urée...... 18.915
              Urine.... 1000 Phosphates. 5 637
              Couleur.. rouge acaj. Chlorures.. 9.334
              Densité.. 1025 Albumine .. Néant
              Réaction. acide Indican.... —

24 avril. — T .... 38°, 38°4 Urée....... 17.654
              Urine.... 1000 Phosphates. 3.522
              Couleur.. rouge acaj. Chlorures.. 11.912
              Densité.. 1025 Albumine .. Néant
              Réaction. acide Indican.... —

25 *avril.* — T........ 38°, 40°   Urée...... 21.184
              Urine.... 950   Phosphates. 2.332
              Couleur.. rouge acaj.   Chlorures.. 10 207
              Densité.. 1027   Albumine .. Néant
              Réaction. acide   Indican..... —

26 *avril.* — Les deux paupières droites sont très tuméfiées :
              T....... 35°2, 38°3   Urée...... 18.158
              Urine.... 1200   Phosphates. 2.936
              Couleur.. jaune rouge   Chlorures.. 7.724
              Densité.. 1025   Albumine .. Néant
              Réaction. acide   Indican.... —

27 *avril.* — T...... 35°, 38°5   Urée...... 17 252
              Urine.... 1250   Phosphates. 6.527
              Couleur.. jaune rouge   Chlorures.. 7.436
              Densité.. 1025   Albumine .. Néant
              Réaction. acide   Indican.... —

28 *avril.* — T. 35°. La malade a pris un gramme de sulfate de quinine :
              Urine.... 1500   Urée.. ... 19 965
              Couleur.. jaune rouge   Phosphates. 3.827
              Densité.. 1023   Chlorures.. 7.322
              Réaction. acide   Albumine .. Néant
                            Indican.... —

30 *avril.* — La malade a une nouvelle poussée sous le nez, les joues et le front :
              T....... 37°4, 38°5   Urée...... 21 184
              Urine.... 1300   Phosphates. 2 725
              Couleur.. jaune rouge   Chlorures.. 6.178
              Densité.. 1025   Albumine .. Néant
              Réaction. acide   Indican.... —

1ᵉʳ mai.	T......	26°, 37°3	Urée......	23.322
	Urine....	800	Phosphates.	4.537
	Couleur..	jaune rouge	Chlorures..	14.248
	Densité..	1023	Albumine ..	Néant
	Réaction.	acide	Indican....	—
2 mai. —	T......	35°, 35°2	Urée......	22.129
	Urine. ..	1600	Phosphates.	4.216
	Couleur..	jaune	Chlorures..	9.655
	Densité..	1023	Albumine ..	Néant
	Réaction.	acide	Indican....	—

3 mai. — Guérison.

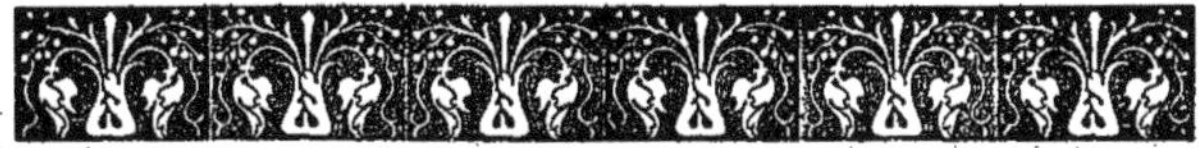

CHAPITRE IV

De l'albuminurie dans l'érysipèle.

L'honneur de la découverte de l'albuminurie dans
l'érysipèle revient à Becquerel : — Mais, avant lui, un
grand nombre de praticiens avaient observé des
œdèmes ou même des anasarques consécutifs à des
érysipèles. On peut lire en effet dans le *Journal de
médecine de Roux* : « Dans l'hiver de 1707, les érysipèles furent très nombreux et se terminaient le plus
souvent par l'hydropisie : J'ai eu l'occasion, dit-il,
d'observer ce phénomène sur plusieurs femmes qui,
quoique traitées méthodiquement, devinrent hydro-

piques lorsque les accidents de l'érysipèle diminuèrent. »

En 1837, le professeur allemand Wendt, dans une monographie sur l'hydropisie, signale aussi de nombreux cas d'anasarques à la suite d'érysipèles (Die Wassersucht, Breslau, 1837).

Enfin, en 1841, Becquerel consacra dans son *Traité de séméiotique des urines* un article à l'étude de l'urine dans l'érysipèle de la face et il s'exprime ainsi à la page 411 : « Les urines, lorsque l'érysipèle s'accompagne de fièvre, prennent les caractères fébriles, c'est une des maladies dans lesquelles les caractères sont les plus tranchés. Dans deux cas, on trouva une petite quantité d'albumine dans l'urine, mais cela n'eut pas même lieu tous les jours. »

Abeille, en 1850, fit paraître dans la *Gazette des hôpitaux* un article intitulé de « l'Albuminurie et de sa coïncidence avec l'amaurose ». Il signala toutes les maladies dans lesquelles il lui fut permis d'observer l'albuminurie, et entre autre dans quatre érysipèles très étendus de la face et du cuir chevelu. Bien que l'auteur pense que cette albuminurie ne saurait indiquer aucune altération précise des reins, il note cependant des caractères particuliers à l'albumine dans ces différents cas : les flocons albumineux plus ou moins épais et tenus en suspension dans le liquide se précipitent plus difficilement, conservent une teinte ambrée ou diversement colorée, mais ils n'offrent jamais cette blancheur lactescente qu'ils présentent dans la maladie de Bright.

En 1852, Begbie, dans le *Medical Times* du 19 juin,
publie un travail sur l'albuminurie éphémère dans certaines affections fébriles. A propos de l'érysipèle, il
dit avoir trouvé de l'albumine dans les urines dès le
début de la convalescence.

Quelques années plus tard, Imbert-Gourbeyre, professeur à l'Ecole de médecine de Clermont fit paraître,
dans la *Gazette médicale*, un article intitulé « *Des
Rapports de l'érysipèle avec la maladie de Bright* ».

L'auteur cite des cas d'érysipèles qui se sont termi-
nés par de l'anasarque. En outre, dit-il, parmi les anasarques, il en est d'albuminuriques, de même qu'il en
existe où l'albumine fait défaut.

Imbert-Gourbeyre termine son travail en disant qu'il
a examiné les urines dans un grand nombre d'érysipèles graves de la face et que ce n'est que très rare-
ment qu'il a pu constater une albuminurie passagère
et fugace. Pour lui, c'est généralement une fausse
albuminurie que l'on obtient avec l'acide nitrique,
fausse albuminurie qui s'évanouit par l'application de
la chaleur.

Par contre, en 1859, Thoinnet présenta une thèse
sur l'*Erysipèle traumatique par infection*, dans laquelle,
après avoir cité plusieurs observations très curieuses,
il donne les conclusions suivantes: L'albuminurie, dans
l'érysipèle, est un symptôme grave, digne de fixer l'attention et indiquant une altération générale du sang
et des liquides de l'économie.

Depuis cette époque, l'attention attirée de plus en
plus sur l'état des urines dans les maladies infectieuses

a été portée tout particulièrement sur les relations pouvant exister entre l'albuminurie et l'érysipèle.

Cette relation a été signalée par presque tous les auteurs avec des interprétations diverses.

Sigaud, en 1876, relate dans sa thèse la fréquence de l'albuminurie dans l'érysipèle, et montre qu'elle est souvent d'un pronostic grave pour l'avenir, car elle peut devenir la cause du mal de Bright.

La même année, le docteur Revouy dit que l'érysipèle peut s'accompagner d'albuminurie et que celle-ci est toujours le symptôme d'une lésion rénale.

Enfin, en 1881, M. le professeur Bouchard, dans sa communication au Congrès de Londres, sur les Néphrites infectieuses, signale ces dernières comme étant des complications fréquentes de l'érysipèle.

Nous ne décrirons pas ici les altérations rénales qui ont été constatées à l'autopsie d'érysipélateux et qu'avait fait pressentir l'examen des urines. Ces lésions ont été dans ces derniers temps l'objet de nombreux et importants travaux et ont été particulièrement bien décrites en 1885 dans la thèse d'un de nos anciens maîtres de la Faculté de Bordeaux, M. le professeur agrégé Maurice Denucé.

Dès que l'albuminurie fut constatée dans les urines des érysipélateux, les auteurs se sont ingéniés à expliquer comment elle se produisait, à quelles causes elle pouvait être rattachée.

Becquerel, le premier, l'attribua à la fièvre. Cette opinion a été soutenue par quelques auteurs qui supposaient que l'albuminurie était due aux modifications

circulatoires apportées par la .fièvre dans l'organisme
tout entier et dont le retentissement se faisait naturellement sentir dans les capillaires du rein.

Aujourd'hui, on sait fort bien que, dans un grand
nombre de maladies infectieuses, la température est
souvent fort élevée sans que jamais on puisse déceler
de l'albumine dans les urines. Dans l'erysipèle même,
malgré Da Costa qui prétend que l'albumine se ren-
contre chez tous les erysipélateux quand on la cherche,
il est heureusement assez fréquent de constater son
absence malgré une hyperthermie constante.

C'est ce qui s'est produit chez les malades entrés
sous les numéros 273, 304, dont nous rapportons plus
loin les observations, et dans bon nombre d'autres cas
particulièrement intéressants et qu'a rapportés Blechmann dans sa thèse. Gübler émit une autre théorie, la
théorie de la superalbuminose sanguine, d'après
laquelle l'albumine qui se produit dans l'érysipèle
aurait pour cause déterminante une superalbuminose
sanguine absolue ou relative due à la déglobulisation.

Cette théorie fut bientôt battue en brèche par Tripe,
Basham et Clémens, qui prétendirent que l'abolition
plus ou moins complète et subite des fonctions cutanées dans l'érysipèle était la cause principale de
l'albuminurie.

Ces auteurs s'appuyaient sur les expériences rappor-
tées à l'Académie des sciences par Fourcault, Balbiani
et Valentin, expériences dans lesquelles ils consta-
taient de l'albumine dans l'urine des animaux observés, après avoir supprimé la fonction de la peau par

des moyens appropriés dans une plus ou moins grande étendue.

En 1860, dans sa thèse, et plus tard en 1879 dans son *Traité de pathologie interne*, M. Jaccoud prétend que les trois conditions nécessaires à la production de l'albuminurie dans l'érysipèle sont : la suspension de la fonction cutanée ; l'exagération de la fonction rénale ; l'altération du sang par rétention des produits excrémentitiels.

Ce mode de pathogénie nous semble également sujet à caution : il est incontestable que des lésions cutanées étendues puissent produire des congestions viscérales assez intenses pour déterminer l'albuminurie ; c'est ce qui se produit dans les brûlures étendues, ou encore dans le cas d'irritation cutanée violente comme dans l'observation de Lassar où un homme, atteint de gale grave, s'était fait sur tout le corps des onctions d'huile de pétrole et avait déterminé une dermite étendue qui fut suivie de l'apparition d'albumine dans les urines. C'est ce qu'ont du reste constaté expérimentalement MM. Charrin et Capitan.

Mais cette hypothèse ne nous semble pas capable d'expliquer l'albuminurie dans l'érysipèle. Chez nos malades, en effet, la peau de la face jointe quelquefois à celle du cuir chevelu est seule atteinte, et on ne peut guère penser que la suppression d'une partie aussi minime du tégument soit capable de produire de tels désordres urinaires.

Après les découvertes bactériologiques, on a cru devoir mettre tous les accidents rénaux sur le compte

du passage de l'agent pathogène à travers le filtre
rénal. C'est l'opinion soutenue par Denucé et l'auteur
de l'article du Dictionnaire de Dechambre. Mais Wys-
sokovitch apporta un démenti formel à cette théorie,
en prétendant que jamais les micro-organismes ne
franchissent les membranes saines, et que loin d'être
un processus curatif, le passage des microbes à travers le filtre rénal indiquait son altération et consti-
tuait une complication regrettable. Ces conclusions
furent confirmées par Berlioz, du moins en ce qui con-
cerne l'érysipèle.

La question est donc comme on le voit très controversée, mais nous croyons, et c'est l'opinion actuelle-
ment admise, que dans les cas fréquents où l'albumi-
apparaît nurie tout à fait au début de l'érysipèle, on ne
peut admettre un passage en nature des micro-organismes dans le sang et que la néphrite érysipélateuse
résulte du passage dans le sang des toxines érysipélateuse. C'est probablement à cette pathogénie par les
produits solubles, que M. Cornil veut faire allusion
dans ses leçons de 1889 : « Une simple inflammation
subaiguë, sans migration cellulaire ni suppuration,
peut se manifester dans les viscères d'un érysipélateux.
C'est ainsi que l'on observe parfois dans l'érysipèle
une néphrite diffuse avec albuminurie, sans autres accidents concomitants. »

Les auteurs ne sont pas d'accord sur le moment où
se produit l'albuminurie dans l'érysipèle ; Begbie dans
son *Traité des maladies à urines albumineuses*, prétend
qu'elle se produit toujours au moment de la desqua-

mation, pensant ainsi que cette complication est une
sorte de desquamation rénale ou bien qu'elle n'est
qu'un phénomène critique de la maladie. Il assimilait
ainsi l'érysipèle à la scarlatine et à la rougeole.

Certes, ce cas peut s'observer, mais il est probable
que Begbie, entraîné par ses idées sur la nature exan-
thématique de l'érysipèle, a forcé les faits. Contraire-
ment à cet auteur, et d'accord avec les observateurs
modernes, nous croyons et nous avons observé que
dans l'immense majorité des cas l'albumine apparaît
dans la période aiguë de l'érysipèle.

Il est difficile de déterminer le moment précis où
apparaît l'albumine, parce que les malades n'entrant
en général à l'hôpital que deux, trois, quatre jours
même après le début de la maladie, les urines n'ont
pu être examinées. Néanmoins, dans les onze observations que nous rapportons, on peut voir que chez
dix malades l'albuminurie a été constatée dès le premier examen des urines. Dans une seule observation
nous avons noté de l'albuminurie au moment de la
convalescence. Ce malade, dont nous rapportons plus
loin l'observation, a quitté l'hôpital deux jours après
que l'albuminurie fut constatée et nous n'avons pu à
notre grand regret, savoir si elle a persisté.

Procédé clinique pour la recherche de l'albumine.

Nous nous sommes servi, suivant les conseils de
M. le professeur Roger, du réactif de Tanret, pour
déceler la présence de l'albumine dans les urines des

érysipélateux. Ce réactif est, en effet, d'une extrême sensibilité, et on peut avec lui déceler dans l'urine des traces d'albumine.

Le réactif de Tanret peut s'employer de deux façons : ou bien on le verse dans l'urine placée au préalable dans un tube, tant que le louche ainsi obtenu augmente, puis on chauffe ; on a alors, suivant les cas soit un louche uniforme, soit de petits grumeaux. On peut encore, suivant le procédé de M. le professeur Bouchard, placer le réactif dans le fond du tube et faire couler à sa surface, goutte à goutte, l'urine versée très lentement le long des parois du tube. Les deux liquides restent ainsi séparés et on aperçoit au point de contact un disque bleuâtre plus ou moins opaque et épais, suivant la quantité d'albumine. Ce dernier procédé permet de déceler nettement des quantités absolument infinitésimales d'albumine.

Mais, avons-nous vu, on obtient suivant les cas, en employant l'un ou l'autre de ces procédés, tantôt un louche uniforme, tantôt des flocons plus ou moins fins, plus ou moins abondants.

Dans le premier cas, on dit que l'albumine est non rétractile, tandis qu'elle est rétractile dans le second. C'est M. le professeur Bouchard qui a proposé ces deux termes, en se basant sur un grand nombre de faits cliniques qui lui avaient fait penser au début que ces deux états de l'albumine correspondaient à deux modes pathogéniques différents. L'albumine non rétractile tenant à un trouble de la nutrition générale, serait une albumine dyscrasique, tandis que l'albumine rétractile serait la conséquence d'une lésion rénale et proviendrait directement du sang.

Cette hypothèse de M. le professeur Bouchard qui a été si féconde en résultats intéressants, parce que c'est en se basant sur elle qu'il a découvert les néphrites infectieuses, entité pathologique absolument nette et nouvelle, a été vivement combattue par MM. Lépine et Cazeneuve de Lyon. Ces auteurs ont contesté la valeur séméiologique de la rétractilité de l'albumine. Suivant eux, on peut rendre une albumine rétractile ou non à volonté en modifiant le milieu minéral qui la contient. En acidifiant une urine alcaline, on produit la rétractilité de l'albumine ; en alcalinisant une urine acide, on empêche cette rétractilité. Les conclusions de Cazeneuve et Lépine ont été combattues en particulier par le docteur Petit. Cette discussion a, d'ailleurs, perdu beaucoup de son importance. M. le professeur Bouchard, depuis la publication de ses mémoires, a modifié son opinion. Il pense, en effet, que si dans certains cas, cette différenciation est nette et doit être conservée (cas où l'on obtient seulement un louche très opaque sans grumeaux) dans le plus grand nombre des circonstances, cet aspect tient simplement à la teneur plus ou moins grande de l'urine en albumine ou à l'état de dilution dans cette urine.

C'est l'opinion résultant des faits qu'un des élèves de M. Bouchard, le docteur Capitan, a relatés dans sa thèse.

Nous avons constaté, comme l'avait remarqué et signalé avant nous Blechmann, dans sa thèse inaugurale, que dans l'érysipèle l'albumine est le plus souvent rétractile.

De tout cet exposé, il nous est permis de tirer une conclusion pratique : c'est que l'examen des urines des érysipélateux s'impose absolument. Cette conclusion a son importance surtout en vue de la fréquence de l'albumine et à cause de la terminaison quelquefois grave de cette maladie. Aussi croyons-nous pouvoir dire de la néphrite érysipélateuse ce que M. Jaccoud a dit des complications cardiaques de l'érysipèle. « Il faut examiner les urines de l'érysipélateux comme on ausculte son cœur, aussi souvent et avec autant de soin. »

Indican.

La présence de l'indican dans l'urine a été signalée pour la première fois par Schunk. Hassal et Neubaüer qui l'étudièrent après lui croyaient que les urines des individus en bonne santé n'en contenaient pas.

On sait aujourd'hui, grâce aux travaux de Méhu, de Cervesato, de Vries, de Depaire, que l'indican sous l'influence des acides se dédouble en deux matières colorantes, l'une bleue ou uroglaucine de Heller, l'autre rouge ou indirubine de Schunk : on sait de plus que cette matière existe dans l'urine normale, mais en très faible quantité.

Mueller (1886) dans son *Traité de l'excrétion urinaire*, prétend que l'exagération de la sécrétion de l'indican est due à la putréfaction des matières sécrétées par la muqueuse intestinale, par la mucine entre autres.

A la même époque, Ostweiller, dans son ouvrage sur la signification physiologique et pathologique de l'indican urinaire apporte un grand nombre de faits à l'appui de cette idée, à savoir que l'indican urinaire reconnaît toujours pour cause une exageration de la formation de l'indol. Pour cet auteur il y aurait augmentation de l indican avec l'alimentation carnée, diminution avec l'alimentation végétale.

Nous avons recherché l'indican dans l'urine des malades soumis à notre observation et nous allons en rapporter les variations pendant la période d'état de l'érysipèle, puis pendant la convalescence. Pendant la période d'état, l'indican est assez fréquent, quelquefois même on l'observe en assez forte proportion. Cette quantité d'indican nous a semblé subordonnée à l'intensité de la diarrhée. Nous avons noté chez presque tous les malades une forte diarrhée avec une forte proportion d'indican dans l'urine. Dans quelques cas, nous avons également vu apparaître l'indican quand il se produisait une poussée fébrile, comme chez les malades entrés sous les n°ˢ 288-282.

Au moment où s'établit la convalescence, l'indican diminue et souvent n'est plus appréciable clinique-

ment. Mais une reprise de diarrhée ou un accès fébrile le rendent évident comme dans les observations
des malades 3o6, 288, 382.

Pour la recherche clinique de l'indican, on utilise sa
décomposition sous l'influence des acides. Il suffit en
effet de faire bouillir une urine avec son dixième
d'acide chlorhydrique, pour obtenir une coloration
violette si l'urine contient de l'indican.

OBSERVATION XII (personnelle).

Erysipèle de la face ; Albuminurie.

G... Henri, 52 ans, emballeur, n° d'entrée 254 Entré à
l'Hôtel-Dieu, le 14 mars 1894, salle Saint-Bernard lit n° 9.

Antécédents héréditaires. — Nuls.

Antécédents personnels. — Le malade a des crises d'asthme.

Début de la maladie. — Le 11 mars, le malade ressent de la
courbature, a de la céphalalgie, un malaise général. Dans la
nuit du 11 au 12, le malade a de l'insomnie. Le mardi, 13 mars,
il s'aperçoit qu'il a de l'œdème et de la rougeur sur le côté
gauche du nez et sur la pommette du même côté. Il se présente
le mercredi matin à la consultation de l'hôpital Saint-Louis et
est envoyé à l'Hôtel-Dieu, avec le diagnostic d'érysipèle.

Etat actuel. — Le 15 mars, on voit que la rougeur et l'œdème
ont gagné l'œil gauche, la partie droite du front et du nez, l'œil
droit et la pommette droite Il n'y a pas de bourrelet saillant ;

les ganglions sous-maxillaires sont engorgés et douloureux, surtout du côté droit.

Rien à signaler du côté de l'appareil digestif, ni du côté de l'appareil circulatoire.

Du côté de l'appareil respiratoire, on perçoit des signes de bronchite chronique avec emphysème.

Examen des urines. — T. $38°4$, $36°5$.

16 *mars.* — Urine.... 800   Densité.... 1027
     Couleur.. rouge acaj.   Albumine .. Assez ab.
     Réaction. acide   Indican.... Evident.

17 *mars.* — Le malade a tout le cuir chevelu pris, il est rouge, œdématié et douloureux.
     T....... $38°4$, $38°3$
     Urine.... 700   Densité.... 1027
     Couleur.. rouge acaj.   Albumine .. Traces
     Réaction. acide   Indican.... Evident

18 *mars.* — Même état. Le malade a de la diarrhée.
     T....... $37°4$, $37°2$
     Urine.... 900   Densité.... 1025
     Couleur.. rouge acaj.   Albumine .. Traces
     Réaction. acide   Indican.... Evident

19 *mars.* — T....... $36°3$, $36°2$
     Urine.... 1000   Densité.... 1023
     Couleur.. rouge   Albumine .. Traces
     Réaction. acide   Indican.... Evident

20 *mars.* — T....... $37°2$, $36°3$
     Urine.... 900   Densité.... 1025
     Couleur.. rouge   Albumine .. Traces
     Réaction. acide   Indican.... Evident

21 *mars.* — T ....   36°
    Urine....   1100   Densité....   1023
    Couleur.. jaune rouge   Albumine..   Traces
    Réaction.   acide   Indican....   Evident

22 *mars.* — Urine...   1250   Densité....   1023
    Couleur..   jaune   Albumine...   Traces
    Réaction.   acide   Indican....   Evident

23 *mars.* — Urine....   1250   Densité....   1020
    Couleur..   jaune   Albumine...   Traces
    Réaction.   acide   Indican....   o

24 *mars.* — La quantité d'albumine a beaucoup diminué.
    Urine....   1800   Densité....   1017
    Couleur..   jaune   Albumine... Faib. tr.
    Réaction.   acide   Indican....   o

25 *mars.* — Urine.. .   1500   Densité....   1020
    Couleur..   jaune   Albumine...   Néant
    Réaction.   acide   Indican....   —

26 *mars.* — Urine....   1900   Densité....   1015
    Couleur..   jaune   Albumine...   Néant
    Réaction.   acide   Indican....   —

27 *mars.* — Urine....   1900   Densité....   1015
    Couleur..   jaune   Albumine...   Néant
    Réaction.   acide   Indican....   —

28 *mars.* — Urine...   2 litres   Densité....   1013
    Couleur..   jaune   Albumine...   Néant
    Réaction.   acide   Indican....   —

29 *mars.* — Urine....   1900   Densité....   1015
    Couleur..   jaune   Albumine...   Néant
    Réaction.   acide   Indican....   —

30 *mars*. — Le malade a encore un peu d'œdème du cuir chevelu.

Urine....	2 litres	Densité....	1013
Couleur..	jaune	Albumine...	Néant
Réaction.	acide	Indican....	—

31 *mars*. — Guérison. Exeat le 4 avril 1894.

OBSERVATION XIII (personnelle).

Erysipèle de la face ; Albuminurie.

V... Clotilde. 32 ans, blanchisseuse, n° d'entrée 288.

Entrée à l'Hôtel-Dieu le 23 mars 1894, salle Saint-Landry, lit n° 27.

Antécédents héréditaires. — Nuls.

Antécédents personnels. — Nuls.

Début de la maladie. — Le 19 mars, la malade est prise de céphalalgie, de vomissements, rougeur au niveau du nez. Du côté droit sur l'aile du nez, rougeur marquée qui gagne progressivement la joue et l'œil du même côté.

Etat actuel — On constate la rougeur des deux joues, les yeux sont un peu œdématiés, mais pas complètement fermés. La malade n'a pas d'appétit, langue blanche, saburrale, constipation opiniâtre. Rien au cœur.

L'examen des urines pratiqué journellement à partir du 25 mars donne les renseignements suivants :

25 mars. — T......   37°2   Densité....   1020
      Urine...:   900   Albumine ;.   Traces
      Couleur..   rouge acaj.   Indican.;.   0
      Réaction.   acide

26 mars. — T......   36°4   Densité....   1015
      Urine....   1200   Albumine ..   Traces :
      Couleur..   rouge f. m.   Indican....   0
      Réaction.   acide

27 mars. — Le gonflement est plus marqué, l'œil droit est à peu près complètement fermé. Céphalée moins forte. Diarrhée.

      T......   38°   Densité....   1017
      Urine....   1200   Albumine ..   Traces
      Couleur..   jaune f. m.   Indican ...   Evident
      Réaction.   acide

Les deux oreilles sont envahies. Bourrelet au front Diarrhée.

28 mars. — T......   37°   Densité...   1015
      Urine....   1300   Albumine ;.   Traces
      Couleur..   jaune f. m.   Indican....   Evident
      Réaction.   acide

29 mars. — T......   35°4   Densité....   1015
      Urine....   1200   Albumine ;   Traces
      Couleur..   jaune f. m.   Indican..   Evident
      Réaction.   acide

30 mars. — T......   35°2   Densité....   1018
      Urine....   1100   Albumine ..   Traces
      Couleur..   jaune f. m.   Indican....   Evident
      Réaction.   acide

31 *mars.* — Grande amélioration, la face commence à desquamer.

T.......	35°2	Densité....	1015
Urine....	1800	Albumine ..	Traces
Couleur..	jaune f. m.	Indican....	o
Réaction.	acide		

1er *avril.* — T ......

T	35°2	Densité....	1015
Urine....	1000	Albumine ..	Traces
Couleur..	jaune f. m.	Indican....	o
Réaction.	acide		

2 *avril.* — T.......

T.......	35°2	Densité....	1013
Urine....	1200	Albumine ..	Traces
Couleur..	jaune f. m.	Indican....	o
Réaction.	acide		

Plus d'albumine.

3 *avril.* — T.......

T.......	35°	Densité....	1015
Urine....	1100	Albumine...	o
Couleur..	jaune f. m.	Indican....	o
Réaction.	acide		

4 *avril.* — Guérison.

OBSERVATION XIV (personnelle).

Erysipèle de la face. Albuminurie.

W... Antoine, 54 ans, cuisinier, n° d'entrée 306. Entré à
l'Hôtel-Dieu le 29 mars 1894, salle Saint Bernard, lit n° 38.
Antécédents héréditaires. — Nuls.

Antécédents personnels. — Accuse une fièvre typhoïde à 35 ans, alité pendant trois semaines à l'hôpital Saint-Antoine.

Début de la maladie. — Le 27 mars, à 10 heures du matin, le malade se heurte le nez à la vitrine d'un magasin ; le soir, à 5 heures, son nez commence à enfler. La rougeur et le gonflement partent de l'aile du nez. A ce moment, le malade a eu des frissons et une céphalalgie intense.

Etat actuel. — La rougeur a augmenté, elle a envahi les deux joues, et principalement la joue gauche. La région sous-maxillaire gauche est très œdémateuse et très douloureuse. Du côté de l'appareil digestif, on note de l'anorexie. Du côté de l'appareil circulatoire, on trouve que les artères sont un peu dures et à l'auscultation du cœur on entend un souffle présystolique, indice d'un rétrécissement mitral.

Examen des urines :

30 mars. — T . . . .   39°2
       Urine. . . .   1100   Densité . . .   1019
       Couleur. .   rouge acaj.   Albumine . .   Traces
       Réaction.   acide   Indican. . . .   o

31 mars. — T . . . .   38°2
       Urine. . . .   1200   Densité. . . .   1020
       Couleur. .   rouge acaj.   Albumine . .   Traces
       Réaction.   acide   Indican. . . .   o

1er avril. — L'oreille droite est envahie. Délire.
       T . . . .   38°2
       Urine. . . .   1000   Densité . . .   1015
       Couleur. .   rouge acaj.   Albumine . .   Traces
       Réaction.   acide   Indican. . . .   o

2 *avril.* — T . . . . . .   39°

Urine....	1500	Densité....	1020
Couleur..	rouge acaj.	Albumine ..	Traces
Réaction.	acide	Indican...	Eviden[t]

3 *avril.* — T . . . .   38°

Urine....	1300	Densité....	1020
Couleur..	rouge acaj.	Albumine ..	Traces
Réaction.	acide	Indican ...	Evident

4 *avril.* — T . . . .   37°5

Urine....	1900	Densité....	1018
Couleur..	jaune	Albumine ..	Traces
Réaction.	acide	Indican....	Evident

5 *avril.* — T . . . .   37°

Urine....	1800	Densité....	1020
Couleur..	jaune	Albumine...	Traces
Réaction.	acide	Indican....	o

6 *avril.* — Urine....   1600

Urine....	1600	Densité....	1020
Couleur..	jaune	Albumine ..	Traces
Réaction.	acide	Indican....	o

7 *avril.* — Urine....   1900

Urine....	1900	Densité....	1018
Couleur..	jaune	Albumine ..	Traces
Réaction.	acide	Indican.. .	o

8 *avril.* — Urine....   2000

Urine....	2000	Densité....	1013
Couleur..	jaune	Albumine ..	Traces
Réaction.	acide	Indican....	o

9 *avril.* — Urine....   1800

Urine....	1800	Densité....	1013
Couleur..	jaune	Albumine ..	Traces
Réaction.	acide	Indican....	o

Guérison le 10 *avril.* Le malade sort avec quelques pétéchies et de l'albumine.

OBSERVATION XV (personnelle).

Erysipèle de la face. Albuminurie.

P... Marie, 43 ans, domestique, n° d'entrée 282. Entreé à l'Hôtel-Dieu le 21 mars 1894. Salle Saint-Landry, lit n° 10.

Antécédents héréditaires. — Nuls.

Antécédents personnels. — La malade a eu sept enfants, deux sont morts. Un est mort de convulsions. Elle accuse deux érysipèles antérieurs, le second a été le plus fort, le premier s'est déclaré il y a dix-sept ans.

Début de la maladie. — Le 20 mars, à onze heures du soir, la malade se réveille et s'aperçoit du gonflement de son œil gauche. Le lendemain, elle a de la fièvre, des frissons et des vomissements.

Etat actuel. — Le 22 mars, toute la face, à l'exception des lèvres et du menton, est rouge et tuméfiée. Le gonflement a envahi les paupières et la région mastoïdienne, on constate uné adénite sous-maxillaire. Rien à signaler aux divers appareils.

Examen des urines.

22 mars. — T........ 38°4, 39°2

Urine....	700	Densité....	1027
Couleur..	rouge acaj.	Albumine..	Traces
Réaction.	acide	Indican....	Evident

23 mars. — La région pariétale se prend.

T........ 37°2, 39°

Urine....	600	Densité....	1027
Couleur..	rouge acaj.	Albumine..	Traces
Réaction.	acide	Indican....	Evident

24 *mars.* — Le gonflement de la face diminue, mais la peau est rouge et tuméfiée.

T........ 36°, 35°4

Urine....	800	Densité....	1025
Couleur..	rouge acaj.	Albumine..	Traces
Réaction.	acide	Indican....	Néant

25 *mars.* — T........ 35°, 35°4

Urine....	700	Densité....	1025
Couleur..	rouge acaj.	Albumine..	Traces
Réaction.	acide	Indican....	Néant

26 *mars.* — T........ 35°3, 35°3

Urines...	900	Densité....	1020
Couleur..	rouge acaj.	Albumine..	Traces
Réaction.	acide	Indican....	Néant

27 *mars.* — Urine....

Urine....	950	Densité....	1020
Couleur..	jaune rouge	Albumine..	Traces
Réaction.	acide	Indican....	Néant

28 *mars.* — La malade est très améliorée.

Urine....	950	Densité....	1018
Couleur..	jaune rouge	Albumine..	Traces
Réaction.	acide	Indican....	Néant

26 *mars.* — Urine....

Urine....	900	Densité....	1020
Couleur..	jaune rouge	Albumine..	Traces
Réaction.	acide	Indican....	Néant

30 *mars.* — La malade présente une nouvelle poussée d'érysipèle sur les deux pommettes et sur l'œil droit.

T........ 39°4, 39

Urine....	800	Densité....	1025
Couleur..	jaune rouge	Albumine..	Traces
Réaction.	acide	Indican....	Néant

31 mars. — Urine.... 700 — Densité.... 1025
Couleur.. jaune rouge — Albumine.. Traces
Réaction. acide — Indican.... Evident

1er avril. — Urine.... 900 — Densité.... 1020
Couleur.. jaune rouge — Albumine.. Traces
Réaction. acide — Indican.... Néant

2 avril. — Urine.... 1500 — Densité.... 1015
Couleur.. jaune — Albumine.. Traces
Réaction. acide — Indican.... Néant

3 avril — Urine.... 2 litres — Densité.... 1015
Couleur.. jaune — Albumine.. Traces
Réaction. acide — Indican.... Néant

4 avril. — La malade est guérie de son érysipèle.
Urine.... 1900 — Densité.... 1013
Couleur.. jaune — Albumine.. Néant
Réaction. acide — Indican.... —

Exeat le 26 avril. — Elle n'a pas présenté d'albumine depuis le 3 avril jusqu'à sa sortie.

OBSERVATION XVI (personnelle).

Erysipèle de la face ; Albuminurie.

R... Eugène, garçon, 28 ans, n° d'entrée 273.

Entré à l'Hôtel-Dieu le 19 mars 1894, salle Saint-Bernard, lit n° 37.

Antécédents héréditaires. — Nuls.

Antécédents personnels. — Le malade a eu une fièvre typhoïde à 18 ans, qui dura trois mois. Soigné à Saint-Antoine, A 27 ans, il a eu une affection pulmonaire dont il ne se rappelle pas le nom. En septembre dernier, il a eu un chancre siégeant à la base du gland du côté droit. En janvier apparaît la roséole. Le 7 mars, il entre à l'hôpital Saint-Louis, d'où il sort pour venir à l'Hôtel-Dieu.

Début de la maladie. — Le 17 mars, il a eu dans l'après-midi une sensation de chaleur au niveau de la pommette droite, la rougeur apparaît bientôt ainsi que le gonflement et gagne successivement l'œil droit, le nez, l'œil gauche, les deux jours.

Etat actuel. — On constate que l'érysipèle occupe les parties indiquées plus haut. On remarque aussi deux abcès de ganglions sous-maxillaires qui ont évolué dans la première partie du mois de mars. L'abcès droit est fermé depuis quatre jours. L'érysipèle a commencé deux jours après. Il y a des syphilides papuleuses sur tout le corps.

Rien à noter aux divers appareils.

Examen des urines.

20 *mars.* — T.......	39°, 40°		
Urine...	700	Densité....	1028
Couleur .	rouge acaj.	Albumine ..	Traces
Réaction.	acide	Indican....	Néant
21 *mars.* — T.......	37°5, 38"3		
Urine....	800	Densité....	1027
Couleur..	rouge acaj.	Albumine ..	Traces
Réaction .	acide	Indican....	Néant

22 *mars*. — T........ 38°2, 39°3
    Urine ...   700   Densité.... 1027
    Couleur . rouge acaj.   Albumine .. Traces
    Réaction.   acide   Indican.... Néant

23 *mars* — T........ 36°4, 37°5
    Urine ...   700   Densité.... 1025
    Couleur.. rouge acaj.   Albumine.. Traces
    Réaction.   acide   Indican.... Néant

24 *mars*. — T........ 36°2, 37°2
    Urine ...   1300   Densité.... 1025
    Couleur.. rouge acaj.   Albumine... Traces
    Réaction.   acide   Indican.... Néant

25 *mars*. — T .... 36°5, 37°4
    Urine....   1000   Densité... 1023
    Couleur.. rouge acaj.   Albumine.. Traces
    Réaction.   acide   Indican.... Néant

26 *mars*. — T....... 36°2, 36°5
    Urine ...   1500   Densité.... 1020
    Couleur.. jaune rouge   Albumine.. Traces
    Réaction.   acide   Indican.... Evident
. Le malade a eu un purgatif hier matin.

27 *mars*. — T....... 36°2, 37°
    Urine....   1200   Densité ... 1022
    Couleur.. jaune rouge   Albumine.. Traces
    Réaction.   acide   Indican.... Evident

28 *mars*. — Le malade a le ganglion préauriculaire gauche de la
grosseur d'une noisette, peu douloureux, dur, roulant sous
le doigt.
    Urine....   1800   Densité.... 1017
    Couleur..   jaune   Albumine .. Néant
    Réaction..   acide   Indican.... Evident

29 mars. — Urine....	2400	Densité....	1013
Couleur..	jaune	Albumine..	Néant
Réaction .	acide	Indican....	—
30 mars. — Urine....	2 litres	Densité ...	1013
Couleur..	jaune	Albumine..	Néant
Réaction .	acide	Indican ...	—
31 mars. — Urine....	1800	Densité...	1015
Couleur..	jaune	Albumine..	Néant
Réaction.	acide	Indican ...	—
1er avril. — Urine....	2000	Densité...	1013
Couleur..	jaune	Albumine..	Néant
Réaction .	acide	Indican ...	—
2 avril. — Urine	2200	Densité...	1012
Couleur ..	jaune	Albumine..	Néant
Réaction..	acide	Indican....	—
3 avril — Urine.......	1800	Densité...	1013
Couleur...	jaune	Albumine..	Néant
Réaction..	acide	Indican....	—

Le malade est guéri de son érysipèle, il sort le 9 avril ayant
encore des syphilides papuleuses.

OBSERVATION XVII (personnelle).

Erysipèle de la face ; Albuminurie.

S... Jean, 33 ans, cocher, n° d'entrée 309. Entré à l'Hôtel-
Dieu le 30 mars 1894, salle Saint-Bernard, lit n° 41.

Antécédents héréditaires. — Nuls.

Antécédents personnels. — Le malade est entré une première fois dans le service, le 6 janvier 1894, pour un érysipèle occupant le côté droit de la face. Il sort guéri au bout de quinze jours. Cinq jours après, il entre de nouveau à l'Hôtel Dieu pour un nouvel érysipèle qui a envahi les deux côtés de la face. Le malade reste trois semaines à l'hôpital, il en sort le 16 février.

Début de la maladie. — Le malade a été pris d'une céphalalgie intense, d'insomnie et s'aperçoit que son front était rouge. Cette rougeur envahit bientôt l'œil droit, la joue droite, le nez, et enfin l'œil gauche.

Etat actuel. — Toute la face du malade est prise, sauf la bouche, le menton et la partie inférieure de la joue gauche. Le cuir chevelu est sensible dans toute son étendue. Les ganglions sous-maxillaires droits sont douloureux à la pression. Rien à signaler aux divers appareils, pas de fièvre.

Examen des urines :

1ᵉʳ avril.	Urine....	1000	Densité....	1025
	Couleur..	jaune rouge	Albumine ..	Traces
	Réaction.	acide	Indican....	Néant
2 avril.	Urine....	1200	Densité....	1025
	Couleur..	jaune rouge	Albumine ..	Traces
	Réaction.	acide	Indican....	Néant
3 avril.	Ur'ne....	1000	Densité....	1023
	Couleur..	jaune rouge	Albumine ..	Traces
	Réaction.	acide	Indican....	Néant
4 avril.	Urine....	900	Densité....	1025
	Couleur..	jaune rouge	Albumine ..	Traces
	Réaction.	acide	Indican....	Evident

5 *avril.* — Le malade a de la diarrhée.

Urine. ..	1300	Densité....	1022
Couleur..	jaune rouge	Albumine ..	Traces
Réaction:	acide	Indican....	Evident

6 *avril.* — Urine.. . 1800 — Densité.... 1018 — Couleur.. jaune — Albumine .. Traces — Réaction. acide — Indican. .. Evident

Urine.. .	1800	Densité....	1018
Couleur..	jaune	Albumine ..	Traces
Réaction.	acide	Indican. ..	Evident

7 *avril.* —

Urine....	2000	Densité...	1017
Couleur..	jaune	Albumine ..	Néant
Réaction.	acide	Indican....	Evident

8 *avril.* —

Urine. ..	1900	Densité....	1017
Couleur..	jaune	Albumine ..	Néant
Réaction.	acide	Indican....	—

9 *avril.* – Grande amélioration.

Urine....	2200	Densité....	1013
Couleur..	jaune	Albumine ..	Néant
Réaction.	acide	Indican....	—

10 *avril.* — Le malade est guéri de son érysipèle. Il reste un peu de sycosis à la partie inférieure de la joue droite et sur la partie latérale droite du cou.

OBSERVATION XVIII (personnelle).

Erysipèle de la face ; Albuminurie.

B... Isabelle, 22 ans, domestique, n° d'entrée 270. Entrée à l'Hôtel-Dieu le 18 mars 1894, salle Saint-Landry, lit n° 11.

Antécédents héréditaires. — Nuls.

Antécédents personnels. — A eu la coqueluche et les oreillons pendant son enfance.

Début de la maladie. — Le 16 mars, la malade est prise de frissons, se plaint de courbature et s'aperçoit qu'elle a de l'adénite sous maxillaire. Dans l'après-midi, elle voit apparaître une tache rouge sur la paupière gauche in érieure.

État actuel. — Le gonflement a envahi la joue gauche jusqu'à l'angle du maxillaire inférieur, ainsi que les deux ailes du nez. Ce gonflement tend à envahir la joue droite. On constate une adénite sous-maxillaire droite.

Du côté de l'appareil digestif, on note langue saburrale, anorexie.

Du côté de l'appareil circulatoire, on perçoit à l'auscultation de la pointe du cœur un souffle systolique, indice d'une insuffisance mitrale.

Examen des urines :

19 *mars.* — T .... 39°2, 40°5

Urine....	650	Densité. ..	1030
Couleur..	rouge acaj.	Albumine ..	Traces
Réaction.	acide	Indican....	Néant

20 *mars.* — Les deux yeux et la joue droite sont tuméfiés :

T .... 39°, 40°

Urine....	600	Densité....	1029
Couleur.	rouge acaj.	Albumine ..	Traces
Réaction.	acide	Indican....	Néant

21 *mars.* — La malade a une diarrhée très intense, ayant une température de 39°9. On ordonne un bain froid à 30°. Après le bain, elle a 39°7.

22 *mars.* — La malade ayant 40°7, on ordonne un bain à 28°. Température avant le bain, 40°7. Température après le bain, 38°9. Gonflement du cuir chevelu.

La malade urinant dans son bain, nous n'avons pu examiner les urines pendant les deux jours. La diarrhée ne persiste pas.

23 mars. — T . . . . 37°4, 39

Urine....	500	Densité....	1030
Couleur..	rouge acaj.	Albumine ..	Traces
Réaction.	acide	Indican....	Evident

24 mars. — T . . . . 38°3, 38°3

Urine....	700	Densité....	1027
Couleur..	rouge acaj.	Albumine ..	Traces
Réaction.	acide	Indican....	Evident

25 mars. — L'état de la malade est sensiblement amélioré.

T . . . . 35°, 36°2

Urine....	1100	Densité....	1025
Couleur..	rouge acaj.	Albumine ..	Traces
Réaction.	acide	Indican....	Néant

26 mars. — T . . . . 34°, 35°5

Urine....	1700	Densité....	1020
Couleur..	jaune rouge	Albumine..	Traces
Réaction.	acide	Indican....	Néant

27 mars. — Grande amélioration, mais le cuir chevelu est encore sensible à la pression.

Urine....	1600	Densité....	1020
Couleur..	jaune rouge	Albumine ..	Traces
Réaction.	acide	Indican....	Néant

28 mars. — Urine.... 2000   Densité.... 1017

Couleur..	jaune	Albumine ..	Traces
Réaction.	acide	Indican....	Néant

29 *mars.* — Urine.... 2200 Densité.... 1015
Couleur.. jaune Albumine .. Néant
Réaction. acide Indican.... —

30 *mars.* — Urine.... 1800 Densité.... 1015
Couleur.. jaune Albumine .. Néant
Réaction. acide Indican.... —

31 *mars.* — Urine.... 2000 Densité.... 1015
Couleur.. jaune Albumine . Néant
Réaction. acide Indican.... —

1er *avril.* — Urine.... 1900 Densité.... 1015
Couleur.. jaune Albumine .. Néant
Réaction. acide Indican.... —

2 *avril.* — Urine.... 2300 Densité.... 1015
Couleur.. jaune Albumine .. Néant
Réaction. acide Indican.... —

3 *avril.* — Urine.... 1800 Densité.... 1017
Couleur.. jaune Albumine .. Néant
Réaction. acide Indican.... —

4 *avril.* — La malade est guérie de son érysipèle.

OBSERVATION XIX (personnelle).

Erysipèle de la face ; Albuminurie.

C... Bertrand, 54 ans, concierge, no d'entrée 317.
Entré à l'Hôtel-Dieu le 1er avril 1894, salle Saint-Bernard, lit n° 42.

Antécédents héréditaires. — Nuls.

Antécédents personnels. — Le malade accuse une blennor-
rhagie à 21 ans et un eczéma à 46 ans. Pendant qu'il était en
traitement à Saint-Louis, il eut son premier érysipèle qui dura
six semaines.

Début de la maladie. — Ce deuxième érysipèle a débuté le
25 mars, le malade fut pris de frissons, d'une céphalalgie intense, pas de vomissements.

État actuel. — La rougeur débute au niveau de la racine du
nez et envahit les yeux, les joues, les deux oreilles et le front.
Du côté de l'appareil digestif, on note de l'anorexie, langue
saburrale. un peu de diarrhée, car il s'est purgé avant son
entrée. Rien au cœur ni au poumon. Pas de fièvre pendant la
maladie.

Examen des urines.

2 *avril*. —	Urine....	1000	Densité....	1030
	Couleur..	rouge acaj.	Albumine..	Traces
	Réaction,	acide	Indican....	Evident
3 *avril*. —	Urine....	1200	Densité....	1025
	Couleur..	rouge acaj.	Albumine..	Traces
	Réaction.	acide	Indican....	Evident
4 *avril*. —	Urine....	1100	Densité....	1022
	Couleur..	rouge acaj.	Albumine..	Traces
	Réaction.	acide	Indican....	Evident
5 *avril*. —	Urine....	1500	Densité....	1020
	Couleur..	rouge acaj.	Albumine..	Néant
	Réaction.	acide	Indican....	—
6 *avril*. —	Urine....	1900	Densité....	1020
	Couleur..	rouge acaj.	Albumine..	Néant
	Réaction.	acide	Indican....	—

7 avril. —	Urine....	1700	Densité....	1019
	Couleur..	rouge acaj.	Albumine...	Néant
	Réaction.	acide	Indican....	—
8 avril. —	Urine....	1800	Densité...	1020
	Couleur..	jaune	Albumine..	Néant
	Réaction.	acide	Indican....	—
9 avril. —	Urine....	2000	Densité....	1020
	Couleur..	jaune	Albumine..	Néant
	Réaction.	acide	Indican....	—

10 avril. — Le malade sort guéri de son érysipèle, mais conserve encore de l'eczéma très marqué au niveau du menton et des lèvres.

OBSERVATION XX (personnelle).

Erysipèle de la face ; Albuminurie.

Ch... Joseph, 35 ans, garçon de salle, n° d'entrée 304. Entré à l'Hôtel-Dieu le 28 mars 1894, salle Saint-Bernard, lit n° 36.

Antécédents héréditaires. — Nuls.

Antécédents personnels. — Accuse deux blennorrhagies en 1886.

Début de la maladie. — Le 27 mars, le malade sentit une douleur au niveau du nez, puis il s'aperçut qu'il y avait du gonflement. Ce gonflement gagna peu à peu les deux yeux, la partie supérieure de la joue gauche et le front. Ni frissons, ni céphalalgie.

Etat actuel. — Le gonflement et la rougeur occupent le siège indiqué plus haut, le malade ne souffre pas.

Rien à signaler aux divers appareils.

Examen des urines :

29 *mars.* — T .... 38°2, 38°

Urine....	900	Densité....	1023
Couleur..	rouge acaj.	Albumine ..	Néant
Réaction .	acide	Indican....	—

Le 30 *mars.* — La lèvre supérieure du malade est prise, le nez et les yeux sont moins gonflés. T. 36°2, 37°4.

Urine....	1500	Densité....	1019
Couleur..	rouge acaj.	Albumine ..	Néant
Réaction .	acide	Indican....	—

31 *mars.* — Urine.... 2200 Densité.... 1020

Couleur..	jaune	Albumine ..	Néant
Réaction .	acide	Indican....	—

1er *avril.* — Urine.... 1900 Densité.... 1020

Couleur..	jaune	Albumine ..	Néant
Réaction .	acide	Indican....	—

2 *avril.* — Urine.... 2000 Densité.... 1020

Couleur..	jaune	Albumine ..	Néant
Réaction .	acide	Indican....	—

3 *avril.* — Urine.... 1900 Densité.. . 1022

Couleur..	jaune	Albumine ..	Néant
Réaction .	acide	Indican....	—

4 *avril.* — Urine.... 1800 Densité ... 1017

Couleur..	jaune	Albumine ..	Traces
Réaction .	acide	Indican....	Evident

5 avril. — Le malade est guéri de son érysipèle et sort le lendemain.

Urine....	2200	Densité....	1015
Couleur..	jaune	Albumine ..	Traces
Réaction.	acide	Indican....	Evident

6 avril. — Le malade a de l'albumine dans ses urines.

OBSERVATION XXI (personnelle).

Erysipèle de la face; Albuminurie.

B... Fanny, 37 ans, domestique, n° d'entrée 302. Entre à
l'Hôtel-Dieu le 27 mars 1894, salle Saint-Landry, lit n° 3.

Antécédents héréditaires. — Nuls.

Antécédents personnels. — La malade accuse une fièvre typhoïde dans sa jeunesse, et une bronchite l'an dernier. N'a
jamais eu d'érysipèle antérieurement.

Début de la maladie. — Le 22 mars, la malade s'aperçut
que son menton était un peu gonflé. Ce gonflement s'était produit autour d'une plaie due à l'ouverture d'un abcès dentaire.
Le 25 mars, toute la figure de la malade est prise.

Etat actuel. — La malade a les paupières gonflées, mais le
reste de la face est moins gonflé.

Rien à signaler aux divers appareils.

Examen des urines :

28 mars. — T........ 36°1, 35°4

Urine....	850	Densité....	1023
Couleur..	jaune rouge	Albumine ..	Traces
Réaction.	acide	Indican....	Evident

29 *mars.* — T........   36°, 36°2

      Urine....   900   Densité....   1023
      Couleur.. jaune rouge   Albumine .. Traces
      Réaction.   acide   Indican.... Evident

30 *mars.* — La malade ayant la diarrhée depuis son entrée n'a
pu garder ses urines.

31 *mars.* — La face est très améliorée.

      Urine....   1 litre   Densité....   1023
      Couleur.. jaune rouge   Albumine .. Traces
      Réaction.   acide   Indican.... Evident

1er *avril.* — Urine....   1300   Densité....   1020
      Couleur..   jaune   Albumine .. Traces
      Réaction.   acide   Indican... Evident

2 *avril.* — Urine....   1700   Densité....   1018
      Couleur..   jaune   Albumine .. Traces
      Réaction.   acide   Indican.... Evident

3 *avril.* — Il ne reste plus de l'érysipèle que de légères traces
au niveau de la plaie du menton. La diarrhée a cessé.

      Urine....   2 litres   Densité....   1015
      Couleur..   jaune   Albumine .. Néant
      Réaction.   acide   Indican....   —

4 *avril.* — Urine....   1900   Densité....   1015
      Couleur..   jaune   Albumine .. Néant
      Réaction.   acide   Indican....   —

5 *avril.* — Urine....   2 litres   Densité....   1013
      Couleur..   jaune   Albumine .. **Néant**
      Réaction.   acide   Indican....   —

La malade est guérie. Exeat le 7 avril 1894.

OBSERVATION XXII (personnelle).

Erysipèle de la face ; Albuminurie.

B... Lambert, maçon, n° d'entrée 313, âgé de 43 ans. Entré à l'Hôtel-Dieu le 31 mars 1894, salle Saint-Bernard. Lit n° 6.

Antécédents héréditaires. — Nuls.

Antécédents personnels. — Le malade accuse plusieurs érysipèles dans sa jeunesse, il a eu le dernier il y a un an, c'est celui qui a été le plus fort. Le malade présente entre le nez et la pommette gauche une cicatrice due à une blessure produite par un éclat de pierre dure. Le malade a remarqué que ses nombreux érysipèles ont toujours débuté près de cette cicatrice qui est cependant bien guérie.

Début de la maladie. — Le 29 au soir, le malade fut pris de frissons, de maux de tête, d'insomnie, et le lendemain matin il s'aperçut à son réveil qu'il avait la joue gauche enflée.

État actuel. — La pommette gauche et la joue gauche sont rouges et œdématiées jusqu'à l'oreille du même côté. Les ganglions sous-maxillaires sont douloureux à la pression. L'œil gauche est ouvert, mais la fosse temporale gauche est prise. Enfin, il existe un bourrelet saillant qui va de la partie moyenne du sourcil à la partie supérieure de l'oreille

Rien à noter aux différents appareils.

Examen des urines.

1ᵉʳ *avril.* — Urine.... 1300   Densité.... 1022
Couleur.. rouge acaj.   Albumine .. Traces
Réaction. acide   Indican.... o

2 *avril.* — Urine.... 1200   Densité. .. 1021
     Couleur.. rouge acaj.   Albumine .. Traces
     Réaction. acide   Indican.... o

3 *avril.* — Urine.... 900   Densité.... 1025
     Couleur.. rouge acaj.   Albumine .. Traces
     Réaction. acide   Indican.... o

4 *avril.* — Urine.... 1000   Densité.... 1022
     Couleur.. rouge acaj.   Albumine .. Traces
     Réaction. acide   Indican.... o

5 *avril.* — Urine.... 900   Densité.... 1020
     Couleur.. jaune   Albumine .. Traces
     Réaction. acide   Indican.... o

6 *avril.* — Urine. .. 1100   Densité.... 1280
     Couleur.. jaune   Albumine .. Traces
     Réaction. acide   Indican.... o

7 *avril.* — Urine.... 1300   Densité.... 1017
     Couleur.. jaune   Albumine.. Traces
     Réaction. acide   Indican.... o

8 *avril.* — Urine.... 2 litres   Densité.... 1015
     Couleur.. jaune   Albumine .. Néant
     Réaction. acide   Indican.... —

Le malade sort ayant encore un peu de rougeur de la peau.

CONCLUSIONS

Nous croyons pouvoir résumer, ainsi qu'il suit, les résultats que nous avons obtenus :

I. — Dans l'érysipèle, la quantité des urines diminue pendant la période aiguë, elle revient à la normale et souvent la dépasse au moment de la convalescence. C'est ce que les anciens appelaient *la crise favorable*. La densité suit une marche inverse.

II. — L'urée subit une augmentation relative pendant la période aiguë de l'érysipèle. Avec la convalescence, la quantité d'urée excrétée augmente pour revenir bientôt au chiffre normal.

III. — Les phosphates subissent le plus souvent une légère diminution pendant la période aiguë de l'érysipèle. Mais à cette période, comme pendant la convalescence on observe des décharges brusques qu'il nous parait difficile de rattacher à une cause précise.

IV. — Les chlorures diminuent notablement dans l'urine des érysipélateux pendant la période aiguë, mais ils ne diminuent jamais autant que dans la pneumonie, ce qui est d'un pronostic favorable.

Pendant la convalescence, le chiffre des chlorures est normal et quelquefois même supérieur à la normale.

V. — *A*. L'albuminurie est une des complications les plus fréquentes de l'érysipèle de la face.

B. Elle est le plus souvent rétractile.

C. Cette albuminurie est symptomatique d'une néphrite infectieuse.

D. Cette néphrite ne se traduisant par aucun trouble fonctionnel, doit être recherchée dans l'examen des urines.

E. L'albuminurie dans l'érysipèle n'est due ni à l'hyperthermie, ni à la lésion cutanée, ni au passage des streptocoques dans le filtre rénal, mais due à une véritable néphrite toxique, c'est-à-dire due au passage dans le sang des toxines érysipélateuses.

F. L'albuminurie apparaît généralement au début de l'érysipèle. Elle est le plus souvent éphémère et d'un pronostic bénin. Cependant, elle peut se terminer par l'état chronique, d'où sa gravité.

VI. — L'indican est assez fréquent au cours de l'érysipèle. Il nous a toujours semblé sous la dépendance de troubles gastro-intestinaux ou de la fièvre.

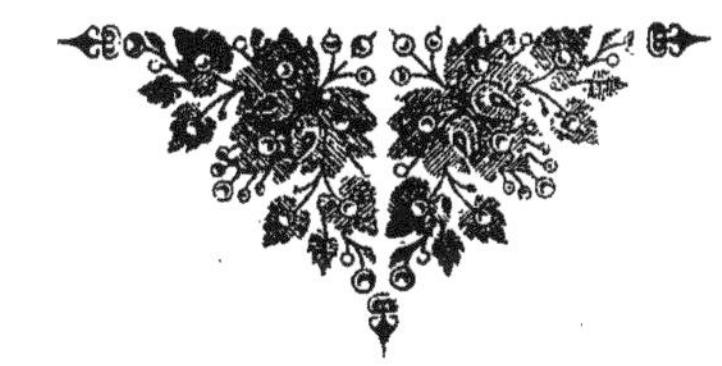

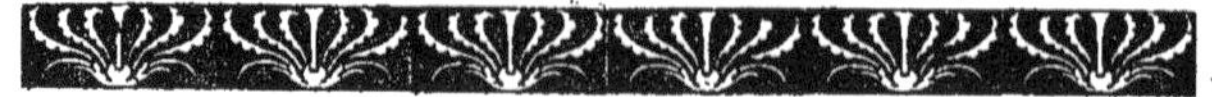

BIBLIOGRAPHIE

1838. *Martin Solon.* — De l'albuminurie, 1 vol. in-8.

1841. *Becquerel.* — Séméiotique des urines, 1 vol. in-8.

1842. *Lhéritier.* — Traité de chimie pathologique, 1 vol. in-8.

1843. *Dumesnil.* — De l'inspection des urines, de leurs états critiques et albumineux dans les maladies aiguës. Thèse de Paris, n° 217.

1848. *Finger.* — Recherches statistiques sur l'albuminurie qui n'est pas liée à la maladie des reins, 1 vol. in-8.

1850. *Oppenheimer-Seligmann.* — De l'albuminurie comme symptôme dans les maladies. Thèse de Paris, n° 237.

1852. *Begbie-Mongthly.* — Journal medical scientific, octobre.

1853. *Banaston.* — Etude sur quelques points de l'histoire de l'albuminurie. Thèse de Paris, n° 238.

1853. *Berthault.* — Considérations sur l'albuminurie dans ses rapports physiologiques et pathologiques. Thèse de Paris, n° 138.

1853. *Dumas.* — De l'albuminurie considérée comme symptôme. Thèse de Paris, n° 18.

1853. *Moussette.* — De l'albuminurie considérée dans ses rapports avec les maladies. Thèse de Paris, n° 52.

1854. *Icery.* — Etude sur les variations des éléments de l'urine. Thèse de Paris, n° 134.

1854. *Trotter.* — Albuminous urine in continued fever. In the Lancet.

1855. *Rouby.* — De l'albuminurie comme symptôme dans les maladies. Thèse de Paris, n° 309.

1857. *Imbert-Goubeyre.* — Rapports de l'érysipèle avec la maladie de Bright. Gazette médicale de Paris, n° 17 et n° 18.

1857. *Luton.* — Etude sur l'albuminurie, 1 vol. in-8.

1857. *Montanier.* — Des conditions pathogéniques et de la valeur séméiologique de l'albuminurie. Thèse d'agrégation.

1858. *Labbé.* — L'érysipèle. Thèse de Paris, n° 168.

1859. *Parkes.* — On the value of albuminaria. Medical Times and Gazette.

1860. *Jaccoud.* — Des conditions pathogéniques de l'albuminurie. Thèse de Paris, n° 121.

1860. *Lorrain.* — De l'albuminurie. Thèse d'agrégation.

1862. *Durante.* — Des altérations de l'urine dans quelques maladies aiguës. Thèse de Paris, n° 14.

1863. *Abeille.* — Traité des maladies à urines albumineuses et sucrées, 1 vol. in-8.

1863. *Primavera.* — Valeur séméiologique de l'absence des chlorures dans l'urine. Gazette des hôpitaux.

1864. *Jaccoud.* — Article albuminurie in Dictionnaire de médecine et chirurgie pratiques.

1865. *Gübler.* — Albuminurie in Dictionnaire des sciences médicales de Paris.

1869. *Nisseron.* — De l'urine. Thèse de Paris, n° 76.

1870. *Molé.* — L'urée dans les maladies aiguës. Thèse de Paris, n° 218.

1872. *Charvot.* — Température, pouls, urines dans la convalescence de quelques maladies aiguës. Thèse de Paris, n° 22.

1872. *Hoepffner.* — De l'urine dans quelques maladies fébriles. Thèse de Paris, n° 331.

1872. *Papillon.* — De la valeur de l'examen de l'urine dans le diagnostic. Thèse de Paris, n° 350.

1873. *Bouchard.* — Leçons sur les urines. Tribune médicale, 1873-1874.

1874. *Fouilloux.* — Des variations de l'urée dans les maladies. Thèse de Paris, n° 117.

1874. *Samuel West.* — De l'élimination de l'urée dans certaines maladies. The Lancet.

1874. *Harley.* — De l'urine et de ses altérations pathologiques. Traduction française, Paris.

1875. *Yvon.* — De l'analyse de l'urine normale et pathologique au point de vue des applications pratiques à la pathologie. Tribune médicale.

1876. *Revouy.* — Des relations de l'érysipèle avec les affections rénales. Thèse de Paris, n° 77.

1876. *Pietri.* — Etude chimique sur les urines albumineuses, 1 vol. in-8.

1876. *Stein.* — Etude sur l'urine alcaline.

1876. *W. Dickinson.* — Leçons sur la pathologie et les rapports de l'albuminurie. British medical Journal, avril-mai.

1876. *Sigaud.* — Etude sur l'albuminuriee dans l'érysipèle. Thèse de Paris, n° 431.

1877. *Tauret.* — Recherche et dosage de l'albuminurie dans l'urine. Bulletin général de thérapeutique, t. XCII, p. 308.

1877. *Albert Robin.* — Essai d'urologie clinique. Fièvre typhoïde. Thèse de Paris, nᵒ 76.

1877. *Béchamp.* — Association française pour l'avancement des sciences. Article albuminurie, 5ᵉ session.

1877. *G. Vries.* — De l'indican dans l'urine et de sa valeur au point de vue du diagnostic, in-8. Kiel.

1877. *Petit.* — De l'urée dans les maladies fébriles aiguës. Thèse de Paris, nᵒ 20.

1879. *Paul Cazeneuve.* — Revue critique sur les phosphates de l'urine. Revue mensuelle de médecine et de chirurgie, avril.

1879. *Davézac.* — Contribution à l'étude de l'érysipèle de la face. Journal des sciences médicales de Bordeaux, nᵒ 24.

1880. *Mehu.* — L'urine normale et pathologique, 1 vol. in-8, Paris.

1881. *Cazeneuve et Lépine.* — Étude sur l'albumine rétractile. Lyon médical, 22 novembre.

1882. *Wood.* — De la quantité d'urine excrétée dans les vingt-quatre heures ; son importance au point de vue du diagnostic. Boston medical Journal.

1882. *Eckstein.* — De l'albuminurie dans les affections fébriles aiguës.

1883. *Blechmann.* — De la néphrite infectieuse dans l'érysipèle. Thèse de Paris, nᵒ 331.

1883. *Esbach.* — Sur les albumines normales et anormales de l'urine. Bulletin de thérapeutique, 5 janvier.

1883. *Capitan.* — Recherches expérimentales et cliniques sur les albuminuries transitoires. Thèse de Paris, nᵒ 168.

1883. *Fontaine.* — Des urines normales et pathologiques. De l'utilité de leur examen au point de vue du diagnostic des maladies. Presse belge médicale, p. 89.

1883. *Semmola*. — Recherches expérimentales et cliniques sur les albumines.

1883. *Burot*. — Variations des chlorures de l'urine dans les maladies. Association française, Rouen, 1883.

1885. *Fournier*. — Des variations de l'urée dans quelques maladies fébriles. Thèse de Paris, n° 83.

1885. *Denucé*. — Pathogénie et anatomie pathologique de l'érysipèle. Thèse de Bordeaux, n° 11.

1885. *Cervesato*. — Recherches de l'indican dans l'urine et de la signification séméiotique.

1886. *Pavy*. — De l'albuminurie cyclique. Lancet, 17 novembre.

1886. *Ranzone*. — De l'importance diagnostique de l'examen des urines dans les maladies aiguës.

1886. *Chéron*. — De la valeur clinique des différentes espèces d'albumine de l'urine. Union médicale, 3 août.

1887. *Grainger-Stewart*. — Des diverses formes d'albumine rencontrées dans l'urine.

1889. *Senator*. — L'albumine au point de vue physiologique, clinique et thérapeutique, 1 vol. in-8.

1889. *Jumon*. — Albuminurie intermittente et sa valeur pronostique. France médicale, 26 février.

1889. *Mouisset*. — Erysipèle de la face avec complication rénale. Mort subite. Province médicale du 17 août 1889.

1890. *Picard*. — La burette de Mohr. Son utilité dans l'analyse des urines, 1 vol. in-8.

1891. — Chlorures de l'urine. Signification clinique. France médicale, 20 février 1891.

1891. — Phosphates de l'urine. France médicale, n° 36.

1892. *Lecorché et Talamon*. — Pronostic de l'albuminurie. Médecine moderne, 22 septembre et 13 octobre.

1893. *Berlioz et Yvon*. — Manuel clinique de l'analyse des urines, 1 vol. in-8.

1893. *Chappelle*. — Phosphates de l'urine. Lyon médical, 13 août 1893.

1894. *Duplay et Reclus*. — Traité de chirurgie. Art. Erysipèle.

1894. *Charcot et Bouchard*. — Traité de médecine. Art. Erysipèle.

1894. *Achalme*. — L'érysipèle, 1894.

Paris. — Imp. de la Faculté de médecine, Henri Jouve, 15, rue Racine.

www.ingramcontent.com/pod-product-compliance
Ingram Content Group UK Ltd.
Pitfield, Milton Keynes, MK11 3LW, UK
UKHW022319070726
13614UKWH00002B/839